U0213736

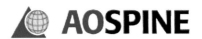

AOSPINE大师丛书

胸腰椎创伤

丛书主编 [巴西]Luiz Roberto Vialle

主　编 [美] Carlo Bellabarba

　　　 [德] Frank Kandziora

主　译 陈仲强

山东科学技术出版社

图书在版编目（CIP）数据

胸腰椎创伤 /（巴西）路易斯·罗伯托·维埃勒（Luiz Roberto Vialle），（美）卡洛·贝拉巴巴（Carlo Bellabarba），（德）弗兰克·卡德宰拉（Frank Kandziora）主编；陈仲强主译 . —济南：山东科学技术出版社，2017.9（2019.10 重印）

ISBN 978-7-5331-8914-3

Ⅰ . ①胸… Ⅱ . ①路… ②卡… ③弗… ④陈… Ⅲ . ①胸椎 – 脊柱病 – 诊疗②腰椎 – 脊柱病 – 诊疗 Ⅳ . ① R681.5

中国版本图书馆 CIP 数据核字（2017）第 125649 号

Copyright © 2016 of the original English language edition by Thieme Medical Publishers, Inc., New York, United States.
Original title:"AOSpine Masters Series, Volume 6: Thoracolumbar Spine Trauma", 1st ed., by
Editor: Luiz Roberto Vialle
Guest Editors: Carlo Bellabarba, Frank Kandziora.
The Simplified Chinese Language edition © 2017 Shandong Science and Technology Press Co., Ltd.
版权登记号：图字 15-2016-141

胸腰椎创伤
XIONGYAOZHUI CHUANGSHANG

责任编辑：韩　琳
装帧设计：魏　然

主管单位：山东出版传媒股份有限公司
出 版 者：山东科学技术出版社
地址：济南市市中区英雄山路 189 号
邮编：250002　电话：（0531）82098088
网址：www.lkj.com.cn
电子邮件：sdkj@sdcbcm.com
发 行 者：山东科学技术出版社
地址：济南市市中区英雄山路 189 号
邮编：250002　电话：（0531）82098071
印 刷 者：山东临沂新华印刷物流集团有限责任公司
地址：山东省临沂市高新技术产业开发区新华路东段
邮编：276017　电话：（0539）2925659

规格：16 开（184mm×260mm）
印张：13　字数：260 千　印数：2501~3500
版次：2017 年 9 月第 1 版　2019 年 10 月第 2 次印刷
定价：128.00 元

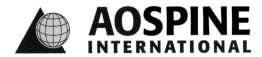

AOSpine 大师丛书

丛书主编　Luiz Roberto Vialle, MD, PhD

丛书主编

Luiz Roberto Vialle, MD, PhD
Professor of Orthopedics, School of Medicine
Catholic University of Parana State
Spine Unit
Curitiba, Brazil

主编

Carlo Bellabarba, MD
Professor, Department of Orthopaedics&
  Sports Medicine
Joint Professor, Department of Neurological
  Surgery
University of Washington School of Medicine
Acting Chief of Orthopaedics
Harborview Medical Center
Seattle, Washington

Frank Kandziora, MD, PhD
Chairman and Professor
Center for Spinal Surgery and Neurotrauma
Berufsgenossenschafliche Unfallklinik
  Hospital
Frankfurt am Main, Germany

编者

Alireza K. Anissipour, DO
Department of Orthopaedics and Sports
  Medicine
University of Washington
Harborview Medical Center
Seattle, Washington

Jonathan Belding, MD
Department of Orthopaedic Surgery
University of Utah
Salt Lake City, Utah

Carlo Bellabarba, MD
Professor, Department of Orthopaedics&
  Sports Medicine
Joint Professor, Department of Neurological
  Surgery
University of Washington School of Medicine
Acting Chief of Orthopaedics
Harborview Medical Center
Seattle, Washington

Adam J. Bevevino, MD
Rothman Institute
Thomas Jefferson University Hospital
Philadelphia, Pennsylvania

Richard J. Bransford, MD
Associate Professor
Department of Orthopaedic and Neurological
    Surgery
Director, Orthopaedic Spine Fellowship
University of Washington
Harborview Medical Center
Seattle, Washington

Darrel S. Brodke, MD
Vice-Chair, Department of Orthopaedics
University of Utah
Salt Lake City, Utah

Jens R. Chapman, MD
Orthopedic Surgery, Spine Surgery
Swedish Medical Center
Seattle, Washington

Zachary A. Child, MD
Assistant Professor
Department of Orthopaedic Surgery
Spine Surgery and Musculoskeletal Oncology
University of Texas Health Science Center
    San Antonio
San Antonio, Texas

Theodore J. Choma, MD
Professor and Vice Chairman
Spine Division Director
Department of Orthopaedic Surgery
University of Missouri
Columbia, Missouri

Joana B. C. R. Guasque, MD
Department of Orthopedics, Spine Unit
Cajuru Universitary Hospital
Catholic University of Parana State
Curitiba, Brazil

Frank Kandziora, MD, PhD
Chairman and Professor
Center for Spinal Surgery and Neurotrauma
Berufsgenossenschafliche Unfallklinik
    Hospital
Frankfurt am Main, Germany

Rishi M. Kanna, MD
Department of Orthopaedics and Spine
    Surgery
Ganga Hospital
Tamil Nadu, India

Brandon D. Lawrence, MD
Department of Orthopaedics
University of Utah
Salt Lake City, Utah

Anupama Maheswaran, MD
Ganga Hospital
Coimbatore, India

Robert Morrison, MD
Schön Klinik Nürnbery Fürth
Spinal Surgery Center
Fürth, Germany

F. Cumhur Oner, MD, PhD
Professor
Spinal Surgery
University Medical Center Utrecht
Utrecht, The Netherlands

Rod J. Oskouian, MD
Neurosurgery, Spine Surgery
Neurosurgery-Issaquah
Swedish Medical Center
Issaquah, Washington

S. Rajasekaran, PhD
Ganga Hospital
Coimbatore, India

Luiz Gustavo Dal Oglio Rocha, MD
Department of Orthopedics, Spine Unit
Cajuru Universitary Hospital
Catholic University of Parana State
Curitiba, Brazil

Robyn Rubenstein, BS
Thomas Jefferson University Hospital
Philadelphia, Pennsylvania

Philipp Schleicher, MD
Fellow
Center for Spinal Surgery and Neurotrau-
    matology
Berufsgenossenschaftliche Unfallklinik
Frankfurt, Germany

Klaus John Schnake, MD
Chefarzt
Zentrum für Wirbelsäulentherapie
Schön Klinik Nürnberg Fürth
Fürth, Germany

Matti Scholz, MD
Center for Spinal Surgery and Neurotrau-
    motology
Berufsgenossenschaftliche Unfallklinik
Frankfurt am Main, Germany

Ajoy P. Shetty, MD
Consultant Orthopaedic and Spine Surgeon
Ganga Hospital
Coimbatore, India

Alexander R. Vaccaro, MD, PhD
Everrett J. and Marion Gordon Professor
Department of Orthopaedic Surgery
Professor of Neurosurgery
Co-Director, Delaware Valley Spinal Cord
    Injury Center
Co-Chief of Spine Surgery
Sidney Kimmel Medical Center at Thomas
    Jefferson University
President, Rothman Institute
Philadelphia, Pennsylvania

J.J. Verlaan, MD,PhD
Orthopaedic Surgeon
University Medical Center
Utrecht, The Netherlands

Emiliano Vialle, MD
Orthopedic Residents Program Coordinator
Head, Spine Unit
Department of Orthopedics
Cajuru Universitary Hospital
Catholic University of Parana State
Curitiba, Brazil

Luiz Roberto Vialle, MD, PhD
Professor of Orthopedics, School of Medicine
Catholic University of Parana State
Spine Unit
Curitiba, Brazil

主译

陈仲强

译者（按姓氏笔画排序）

刘　鑫　齐　强　孙卓然　孙垂国　李危石

陈仲强　钟　军　钟沃权　姜　宇　郭昭庆

曾　岩　温冰涛

丛书序

脊柱医疗的进展日新月异。在脊柱病变的处理方面，需要尽快整合现有的最佳循证医学证据和专家观点，这对当代脊柱医疗专业人士是一个挑战。"AOSpine 大师丛书"正是做了这种尝试——该系列中每一卷都展示了针对一种疾患的专家观点（入路、诊断、临床要点和难点），并介绍了目前最有价值的研究成果。

为了给更多的读者带来大师级的教程和学术会议的精华，AOSpine 邀请了全球知名的脊柱外科领域领军者来编写这套"大师丛书"，以便分享他们经验和观点，并提供相关的文献。每本书的内容都关注当今最引人注目的话题，有时也是有争议的话题。

这套"AOSpine 大师丛书"格式独特而高效，使读者快速聚焦于与主题紧密相关的核心信息，同时也鼓励读者进一步查阅推荐的文献。

通过这些方法，AOSpine 正在推动全球的脊柱医学事业的发展。

Luiz Roberto Vialle, MD, PhD

序

在过去的十年里，我们对胸腰椎骨折的研究以前所未有的速度快速发展着。新的观点与越来越完善或先进的治疗方法使我们可以持续增进对这些损伤及其最佳治疗方式的理解。

本卷的内容包括了胸腰椎创伤方面最新的证据、生物力学基础知识、相关领域专家确定治疗方案的思路，并对各种手术技术适应证作了进一步精确界定，如微创技术和肋横突切除入路等。我们还重新讨论了多个有争议的话题，包括两柱爆裂骨折的手术治疗或保守治疗、短节段或长节段固定的选择，以及 MRI 在评估胸腰椎创伤中的作用等。由于患者人口统计学特征的变化，诸如骨质疏松症患者的脊柱固定、强直性脊柱炎患者胸腰椎骨折的治疗等多个话题已经变得越来越重要，本卷也针对这些问题进行了剖析。此外，在一篇关于创伤后畸形治疗相关的原理和复杂性的综述中，进一步强调了对胸腰椎新鲜骨折采取正确处理的重要性。最后，我们举例说明了治疗颈胸段和腰骶段这两个交界区损伤的相关挑战和最新技术。

在本书中，世界知名的专家们围绕多个话题进行了全面讨论，包括复杂损伤的治疗决策过程中的关键步骤等。作者们致力于将自己的临床经验和最新的科学证据结合在一起，以便使治疗建议建立在可获取的最好的证据之上。

Carlo Bellabarba, MD

Frank Kandziora, MD, PhD

目　录

1

胸腰椎损伤的 AOSpine 分型

原著　Adam J. Bevevino, Alexander R. Vaccaro, Robyn Rubenstein
翻译　孙垂国　陈仲强

▓ 引言

　　脊柱骨折是常见的骨骼肌肉系统损伤，每年约发生 15 万例[1]，其中大部分发生在胸椎和腰椎，且 75%~90% 累及胸腰段[1-3]。鉴于此类损伤的高发病率及潜在严重性，制订一种既可以描述损伤又可以指导治疗的可靠且可重复的分型方案势在必行。目前，对于这些损伤已发展出了一些分型方案[4-8]，但这些分型方案可重复性低、诊断价值弱且复杂性高；因此，虽然经过多次尝试，但这些方案没有任何一种获得广泛接受[3, 9, 10]。

　　历史上的分型方案可分为按受伤机制和按骨折形态分型两大类。形态学分型中，基于 AO 分型的 Magerl[5] 综合分型法最为翔实。骨折分为 3 种机制类型：压缩、牵张和平移。每种分型分为 3 组，之后再分组直至最终分型。虽然这种分型描述细致且提供了骨折解剖的信息，但被诟病烦琐且不适合实际应用。

　　最近的胸腰椎损伤分型及评分（TLICS）于 2005 年问世，其避免了之前分型系统的缺点，骨折描述简单，并可用于指导治疗[9, 10]。该分型系统是基于骨折的形态、神经损伤的发生与否及后方韧带复合体（PLC）的完整性分析制订的。每一种分型对应一个评分，加和后获得总分，然后基于 TLICS 总分决定是否进行手术治疗[10]。尽管其获得成功并被广泛应用，但 TLICS 也有其局限性，例如对伴有 PLC 损伤的各种爆裂骨折无法提供明确的治疗建议。

　　AOSpine 胸腰椎分型整合了 TLICS 及 Magerl 分型的优势[11, 12]。它对骨折形态的描述详细而精炼。此外，它结合了患者的神经功能和 PLC 的完整性分析，这与 TLICS 系统类似且可用于临床决策。本章介绍了这种分型的由来并讨论其具体的分型方法。

▓ 方法学

　　与以往基于术者个体经验的分型方法不同，AOSpine 分型方法由 AOSpine 分型工作组（AOSCG）的学术专家共同创立。以 Magerl 分型法为基础并系统回顾分析了 AOSpine 数据库中 750 例病例的修订分型[11]。AOSCG 召开了 7 次专家会议和 5 次评估讨论，建立了新的骨折形态分型。新分型的信度经历了 40

1

个创伤病例的随机抽样验证，以及 1 个月内不同场合下接受过培训的 9 名脊柱外科医生的重复验证，Vaccaro 等[11] 在 2013 年的报告中指出：骨折分型和整体分型系统的观察者间信度 Kappa 系数分别为 0.72 和 0.64，表示信度可靠。观察者间信度 Kappa 系数平均为 0.77，再次确认其信度可靠。

■ 分型

AOSpine 分型主要评估涉及患者或损伤的 3 个特征变量：（1）损伤的形态学分型；（2）是否伴有神经功能状态的损伤；（3）是否有明显的临床体征改变及并发症。该系统沿用了 Magerl AO 概念的 3 个损伤类型：A 压缩型损伤；B 张力带损伤；C 移位型损伤。A 型分为 A0~A4 亚型；B 型分为 B1~B3 亚型，C 型未再分亚型[11, 12]。与 Magerl AO 分型类似，AOSpine 分型越高则表明损伤越严重（例如 B 型骨折较 A 型骨折严重）。各种类型及亚型详见下文。

形态学特征（表 1.1）

A 型：压缩型损伤

A 型压缩型损伤，包括轴向压缩型骨折，前方结构损伤但后方结构完整。该类型骨折累及到前方的结构，包括椎体、椎间盘及横突和棘突的骨折[11, 12]。不包含 PLC 损伤和明显的移位和脱位。A 型压缩型损伤可分为 5 个亚型，下文详述。

A0：微小损伤

该损伤较轻，包括横突或棘突骨折但不累及椎体。该型损伤力学稳定且神经

表 1.1　骨折形态

类型	亚型
A 压缩	A0 微小损伤
	A1 周缘压缩型损伤
	A2 劈裂或钳夹型损伤
	A3 不完全爆裂
	A4 完全爆裂
B 张力带	B1 单节段骨性张力带损伤
	B2 后方张力带损伤合并 A 型损伤
	B3 过伸损伤
C 移位 / 脱位	

功能无明显受累，临床症状表现轻微[11]。

A1：周缘压缩型损伤

该型损伤会导致单个椎体终板骨折并累及到终板下椎体的松质骨。骨折可以累及上终板或下终板但不累及椎体后壁（图 1.1）。

A2：劈裂或钳夹型损伤

该型损伤的骨折线以劈裂或钳夹的形式贯穿上下终板，但不累及椎体后壁（图 1.2）。

A3：不完全爆裂型损伤

该型损伤骨折可累及一侧椎体终板并累及后壁，骨折块有可能侵入椎管。该型损伤可累及单侧终板，但后方张力带完整，椎体无移位。这种骨折常伴随纵向的椎板骨折，压缩暴力会导致椎弓根间距增大并使后方结构承受应力，导致椎板骨折。这种骨折的特点是骨折会有不同程度的粉碎和椎体高度的丢失（取决于骨的质量及损伤暴力的大小）。如果累及后方张力带，则应归类为 B2 型张力带损伤。A3 型损伤合并轴向横行骨折且累及后方结构时应归类为 B 型损伤。

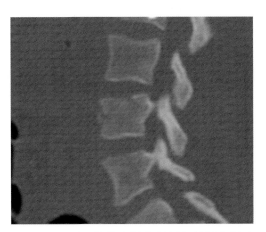

图 1.1 A1 型：椎体头侧终板压缩骨折未累及椎体后壁

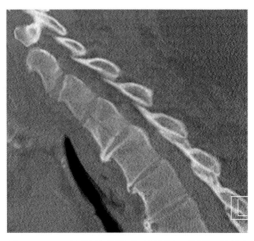

图 1.2 A2 型劈裂或钳夹型骨折。冠状面骨折线贯穿椎体中部。椎体后壁未受累

A4: 完全爆裂型损伤

该型损伤可累及后壁及上下终板，后方张力带完整。与 A3 型类似，该亚型也包含椎板骨折。累及后方椎体的劈裂骨折也归为 A4 型。牵张暴力导致轴向横向骨折且累及后方结构应归为 B 型张力带型损伤。A4 型累及上下终板，较 A3 型更不稳定，A 型各亚型中神经损伤的发生率也最高（图 1.3）。

B 型：张力带型损伤

该型损伤会导致前方或后方骨或骨 - 韧带张力带失效。后方张力带包括关节突关节和 PLC。前方张力带包括前纵韧带和椎间盘。此外，前方张力带在硬化性骨病时表现为骨性强直。B 型张力带损伤分为 3 个亚型，详见下文。

B1: 单节段骨性后方张力带损伤

该型损伤累及单节段骨性后方张力带，并在单节段延伸至椎体。即通常所说的 Chance 骨折。该型骨折因延伸至椎弓根，导致软组织与峡部或棘突分离，可能会损伤后方的软组织[11, 12]。但不包括累及椎间盘的张力型损伤（图 1.4）。

B2: 后方张力带断裂

该型包括后方张力带损伤伴或不伴骨折。骨折常见于椎弓根、峡部、关节突或棘突的后方结构。B2 型损伤通常合并椎体骨折，如果存在椎体骨折，则椎体骨折按 A 型压缩型损伤分型。如果损伤累及椎间盘或脊柱的活动节段，则损伤应基于节段（例如 T11–T12）而非单纯椎体水平分型（图 1.5）。

B3: 过伸型损伤

该型损伤包括因椎间盘或椎体损伤导致的前纵韧带的损伤。前纵韧带的主要作用是在脊柱前方起张力带作用防止过伸。无论累及椎间盘或椎体，B3 型损伤后方张力带都是完整的，且无移位（图 1.6）。

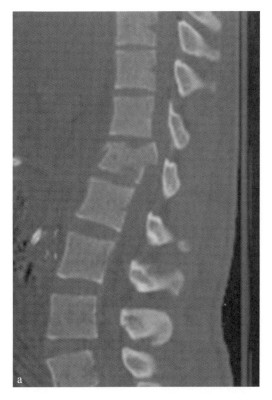

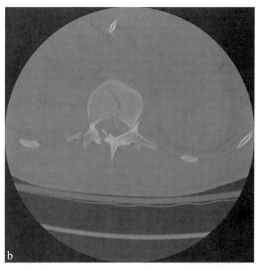

图 1.3　A4 型：完全爆裂骨折。a. 矢状位骨折线累及上下终板，骨块侵入椎管。b. 轴位爆裂骨折合并椎板骨折

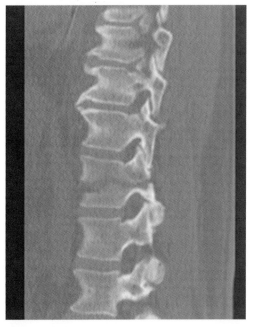

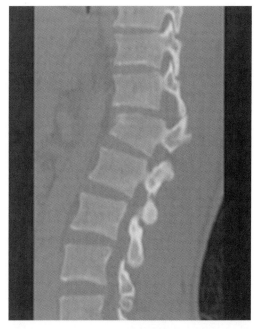

图 1.4　B1 型：单节段骨性张力带损伤。CT 影像见横向骨折线延伸至椎体及椎弓根。属于经典的 Chance 屈曲牵张型损伤

图 1.5　B2 型：后方张力带损伤。矢状位 CT 可见后方关节脱位导致后方结构断裂。同时合并 A1 型上终板骨折

C 型：移位型损伤

该型损伤会导致所有结构失效，合并任意平面的脊柱移位或脱位。此外，如果伴有软组织完全损伤，即使没有移位，也归类为 C 型损伤。该型损伤常合并 A 或 B 型损伤，应当全面关注分型的实用性（图 1.7）。

神经状况

脊柱损伤患者的神经状况是进行治疗决策的关键因素。AOSpine 分型中，神经状况分为 6 类（表 1.2）。前五类严重程度依次增加：N0，患者神经功能正常；N1，患者存在短暂的神经功能障碍且未再发；N2，患者存在有症状或体征的神经根性损伤；N3，患者存在不完全性脊髓或马尾损伤，是临床"最紧急"的一类损伤；N4，患者存在完全性脊髓

表 1.2　Neurologic Status

类型	亚型
N0	正常
N1	短暂障碍
N2	根性症状
N3	不完全性脊髓 / 马尾损伤
N4	完全性脊髓损伤
NX	无法检查

损伤即 ASIA 分级中的 A 级。第六类，NX，用来描述因为颅脑损伤、中毒、多发创伤、气管插管及镇静无法完成神经查体的特殊患者[11, 12]。

临床修正

AOSpine 分型的另一个优势是将患者的特异性及并发症结合作为指导临床决策的因素。这些修正可以帮助术者选

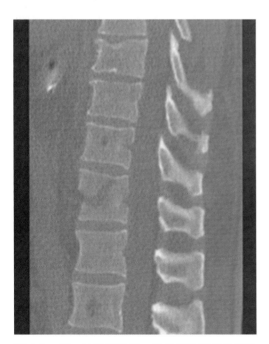

图 1.6　B3：过伸型损伤。图像可见横形骨折线横穿椎体，椎体高度增加，提示为过伸型损伤

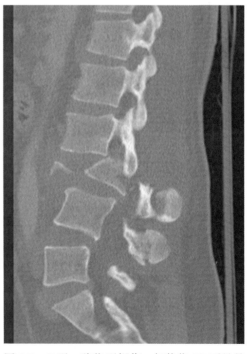

图 1.7　C 型：移位型损伤。矢状位 CT 可见骨折远近端发生严重的平移

择合适的治疗方式。亚型 M1 表示骨折伴有影像学检查（特别是 MRI）或临床检查发现的不确定的张力带损伤。该修正对骨结构稳定而韧带复合体存在损伤的患者是否需要手术治疗有指导意义。亚型 M2 表示患者特异的并发症，这些并发症可能会影响患者的手术决策。亚型 M2 包括风湿、脊柱表面烧伤、强直性脊柱炎、骨质疏松 / 空洞形成及弥漫特异性骨骼肥大症等[11, 12]。

多发骨折

本分型系统对多发损伤独立分型并按照严重程度由重到轻依次列出。此外，损伤亚型按从头端到尾端的顺序排列[11, 12]。A 型（压缩型）及 B1 型（单个骨节段）骨折累及单个椎体则按照椎体命名。B2（后方张力带）、B3（牵张型）和 C（移位型）型累及脊柱运动节段（例如 T11–T12）的也按此命名。

▦ 本章小结

随着深入了解脊柱稳定性及损伤机制，目前有多种胸腰椎骨折的分型方法。之前的脊柱骨折分型大多依赖术者的经验及回顾性分析[3, 13, 14]。尽管有大量文献支持且使用年限较久[4, 5, 15~19]，但尚无一种分型方法能将骨折形态、神经状态及 PLC 的完整性进行整合评估，用于指导临床治疗。最终，这些分型虽然提出了胸腰椎骨折的重要性，但并未获得广泛认可[3, 9, 14]。

与之前的分型法相比，Vaccaro 等[9]于 2005 年基于文献研究并与 40 位脊柱外科医生协作组成脊柱创伤研究组（STSG），提出了 TLICS 分型。与之类似，AOSpine 分型也来源于专家讨论。AOSCG 成立于 2007 年，系统分析了数以百计的胸腰椎骨折，以 Magerl 形态学描述作为出发点，达成了描述胸腰椎骨折的共识。此外，该分型还对 TLICS 系统中神经状态及 PLC 完整性进行评估。本系统最初的有效结果令人鼓舞，但还需要更深入的验证分析以便得到广泛认可和接受。

分型的根本目的是指导临床治疗决策，AOSpine 胸腰椎分型也是如此。下一步，在国际脊柱界的帮助下，AO 知识论坛（AOKF）的目标是发展一套基于 AOSpine 分型的脊柱损伤严重程度的评分。与 TLICS 类似，AOSpine 的评分将用于指导临床治疗。AOKF 希望 AOSpine 分型能够得到广泛应用，同时还希望研究每种亚型的预后，最终形成基于分型的治疗指南而指导临床治疗[11]。

要点

- AOSpine 分型整合了 AO/Magerl 分型、胸腰椎损伤分型及 TLICS 的严重程度评分。
- 本分型对骨折进行了详细的描述，分为 A 压缩型损伤，B 张力带损伤及 C 移位型损伤。
- 本系统进一步对患者的神经状况进行分型。
- 附加的修正包括不确定的后方韧带复合体的损伤或可能影响骨折处理的并发症。

难点

◆ AOSpine 分型很新，需要继续验证。

◆ 需进一步研究证明此分型的有效性和可靠性。

◆ 本分型尚未被广泛接受和临床应用，故临床效果尚不明确。

■ 参考文献

5 篇"必读"文献

1. Hu R, Mustard CA, Burns C. Epidemiology of incident spinal fracture in a complete population. Spine 1996; 21: 492-499

2. Gertzbein SD. Scoliosis Research Society. Multicenter spine fracture study. Spine 1992; 17: 528-540

3. Patel AA, Vaccaro AR. Thoracolumbar spine trauma classification. J Am Acad Orthop Surg 2010; 18: 63-71

4. Denis F. The three column spine and its significance in the classification of acute thoracolumbar spinal injuries. Spine 1983; 8: 817-831

5. Magerl F, Aebi M, Gertzbein SD, Harms J, Nazarian S. A comprehensive classification of thoracic and lumbar injuries. Eur Spine J 1994; 3: 184-201

6. Holdsworth F. Fractures, dislocations, and fracturedislocations of the spine. J Bone Joint Surg Am 1970; 52: 1534-1551

7. McCormack T, Karaikovic E, Gaines RW. The load sharing classification of spine fractures. Spine 1994; 19: 1741-1744

8. Ferguson RL, Allen BL Jr. An algorithm for the treatment of unstable thoracolumbar fractures. Orthop Clin North Am 1986; 17: 105-112

9. Vaccaro AR, Lehman RA Jr, Hurlbert RJ, et al. A new classification of thoracolumbar injuries: the importance of injury morphology, the integrity of the posterior ligamentous complex, and neurologic status. Spine 2005; 30: 2325-2333

10. Vaccaro AR, Zeiller SC, Hulbert RJ, et al. The thoracolumbar injury severity score: a proposed treatment algorithm. J Spinal Disord Tech 2005; 18: 209-215

11. Vaccaro AR, Oner C, Kepler CK, et al; AOSpine Spinal Cord Injury & Trauma Knowledge Forum. AOSpine thoracolumbar spine injury classification system: fracture description, neurological status, and key modifiers. Spine 2013; 38: 2028-2037

12. Reinhold M, Audigé L, Schnake KJ, Bellabarba C, Dai LY, Oner FC. AO spine injury classification system: a revision proposal for the thoracic and lumbar spine. Eur Spine J 2013; 22: 2184-2201

13. Bono CM, Vaccaro AR, Hurlbert RJ, et al. Validating a newly proposed classification system for thoracolumbar spine trauma: looking to the future of the thoracolumbar injury classification and severity score. J Orthop Trauma 2006; 20: 567-572

14. Mirza SK, Mirza AJ, Chapman JR, Anderson PA. Classifications of thoracic and lumbar fractures: rationale and supporting data. J Am Acad Orthop Surg 2002; 10: 364-377

15. Watson-Jones R. The results of postural reduction of fractures of the spine. J Bone Joint Surg Am 1938; 20: 567-586

16. Nicoll EA. Fractures of the dorso-lumbar spine. J Bone Joint Surg Br 1949; 31B: 376-394

18. Kelly RP, Whitesides TE Jr. Treatment of lumbodorsal fracture-dislocations. Ann Surg 1968; 167: 705-717

19. Ferguson RL, Allen BL Jr. A mechanistic classification of thoracolumbar spine fractures. Clin Orthop Relat Res 1984; 189: 77-88

20. McAfee PC, Yuan HA, Fredrickson BE, Lubicky JP. The value of computed tomography in thoracolumbar fractures. An analysis of one hundred consecutive cases and a new classification. J Bone Joint Surg Am 1983; 65: 461-473

2

胸腰椎骨折的影像学评估

原著　S. Rajasekaran, Rishi M. Kanna, Anupama Maheswaran, Ajoy P. Shetty
翻译　钟沃权　李危石

▌引言

胸腰椎骨折在脊柱骨折中最为常见，骨折类型从简单无移位骨折到复杂的骨折伴脱位。从生物力学分析，胸腰交界区连接着僵硬的胸椎和活动的腰椎，承受着较大的机械应力。胸腰椎损伤中约有50%是不稳定的，并且可能伴有明显的残疾、畸形及神经损伤。不同的成像方法，包括X线、计算机断层扫描（CT）、核磁共振（MRI），常用于评估损伤的严重程度，每种方法都有各自的优点及局限性。

胸腰椎骨折的标准分型是基于骨折的影像学表现，如骨折的形态、受伤机制及是否合并神经损伤和后方韧带复合体（PLC）的损伤。这些影像学表现是组成胸腰椎骨折的诊断、分型、预后、稳定性评估及治疗方案的重要因素。如何以最好的检查方式进行评估，目前还存在很多争议，联合应用X线片、CT、MRI可以提供完整的信息以评估脊柱的稳定性、明确椎间盘和韧带结构的损伤及椎管受侵占的程度和脊髓受压的状况。但是在进行检查前，需要同时考虑到进行检查评估的可行性、多发创伤患者影像学检查的时间要求以及涉及的经济问题。因为大多数患者都需要进行X线和CT检查，因此需要明确地理解MRI检查的意义，本章节将讨论不同影像学检查方法的优缺点以及对于胸腰椎骨折评估的作用。

▌流行病学

胸腰椎损伤通常由高能量的钝性创伤所致，65%的胸腰椎骨折发生于车祸或高处坠落。Hu等[1]进行流行病学调查研究发现，脊柱外伤的发生率是64/10万/年，胸腰椎损伤中，50%~60%累及T11-L2节段，25%~40%累及胸椎，10%~14%累及下腰椎及骶骨。胸腰椎损伤以成年男性多见，20~40岁的发生率最高。Knop等[2]进行的多中心研究发现，22%~51%的神经损伤取决于骨折的类型（以AO分型统计，A型损伤占22%，B型损伤占28%，C型损伤占51%）。

由高速创伤导致的胸腰椎骨折常常合并其他外伤，如肋骨骨折、血气胸、腹部脏器损伤及膈肌破裂。胸椎骨折会导致肋骨骨折及胸廓损伤，而安全带损伤和屈曲—牵张型损伤常合并腹部内脏的损伤。而如果合并长骨骨折及头部外伤，则容易分散临床注意，漏诊胸腰椎的损伤。有报道指出将近 20% 的高能量钝性创伤患者和精神状态改变 / 异常的患者容易漏诊胸腰椎损伤。Saboe 等[3] 回顾分析了 508 例脊柱外伤患者，47% 合并其他损伤，包括头部外伤（26%）、胸部外伤（24%）及长骨损伤（23%）。尽管大多数患者没有出现因漏诊导致的不良反应，但有些患者会出现如四肢瘫痪、慢性残疾等严重并发症，有些甚至死亡。

▦（X 线）平片

X 线平片是基本的检查方法，具有普遍适用、便携、快速及费用低的特点，可以用于创伤部位的普查。最基本的检查要求是仰卧位下行前后（AP）位及侧位 X 线片，平片的质量非常重要，片子质量差可能会漏诊隐性骨折或不稳定骨折。检查的标准部位是胸椎（T1–10）、胸腰椎（T10–L3）及腰骶椎（L1– 骶骨）。合适的平片应该基于患者的神经损伤水平（对于有神经损伤的患者）、局部压痛或畸形的部位。有创伤的情况下，有时并不能获得良好的平片检查，如果检查不满意或无法确定时，须行 CT 检查。

仔细阅读正侧位 X 线片可以找到有价值的信息，如损伤的本质、不稳定的原因、损伤的类型及是否需要进一步检查（表 2.1 及表 2.2）。前后位 X 光片上，可以清晰识别以下解剖结构：双侧椎弓根、椎体（外侧轮廓）、椎板、棘突及双侧横突。骨折的损伤范围包括简单骨折和脱位，简单骨折可以是一个 / 两个横突骨折或单纯棘突骨折，属于稳定型损伤。椎体高度丢失（与相邻的正常椎体比较）提示为压缩型骨折（图 2.1a），可以在骨折中部画一垂线与相邻椎体的中垂线比较以评估。爆裂骨折中，可以观察到骨折椎体两椎弓根之间距离较相邻椎体的椎弓根距离增加（图 2.1.b）。旋转不稳定损伤，如脱位、冠状位序列异常等，可以通过椎弓根和棘突的位置变化来识别（图 2.1c）。屈曲—牵张型损伤更易在侧位片上发现，但是正位片上棘突间距离增宽也提示可能存在该型损伤（图 2.2）。

表 2.1　脊柱创伤的前后位平片特征

影像学特点
单纯横突或椎板骨折
椎体高度丢失（与相邻正常椎体比较）
椎弓根间距增宽
椎体移位
棘突序列的丢失 / 异常
棘突间距增大
椎体的水平劈裂

表 2.2　脊柱创伤的侧位平片特征

影像学发现
椎体前方高度丢失
后凸 >30°
椎体塌陷 >50%
椎体后方高度丢失
后缘皮质膨出
脊柱序列丢失 / 异常
椎体移位
小关节半脱位
棘突骨折

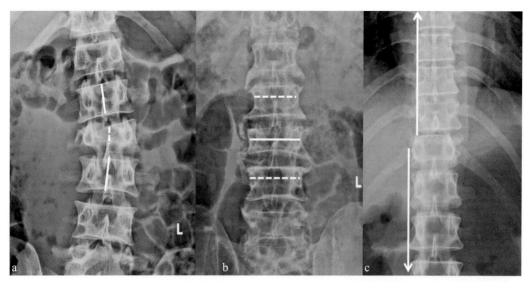

图 2.1　a. 测量骨折椎体中部的高度（垂直虚线），并与相邻椎体高度（垂直实线）比较。b. 椎弓根间距增大提示爆裂骨折，骨折椎体两侧椎弓根间水平线（实线）比相邻正常椎体的椎弓根水平线（虚线）长，提示椎弓根间距增宽。c. 椎体是否移位可以沿椎体侧缘画直线（两垂直箭头）来确定，微小移位或旋转不稳定可通过对齐所有椎体棘突的连线来确定

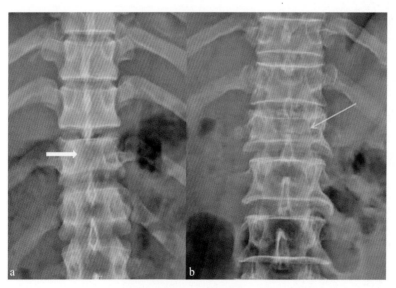

图 2.2　a. 棘突间距较相邻水平增大（白色箭头）提示牵张型损伤，后方张力带失效。b. 前后位平片上仔细观察，有时可发现椎体的水平位骨折线（黄色箭头）

　　侧位 X 线片可以显示脊柱损伤的重要特点及椎管的侵占情况。压缩型损伤中，椎体骨折显示椎体前缘高度丢失（图 2.3a），如果出现明显后凸 >30° 或椎体高度塌陷 >50%，提示伴有后方韧带复合体（PLC）的损伤和不稳定（图 2.3b）。为了进一步评估 PLC 的状况，可行站立位或坐位（属负重下）X 线片检查以评

估后凸是否加重。若后凸加重 >10°，提示 PLC 可能断裂，需要行脊柱内固定。如果椎体前方及后方高度均降低，提示为 AO 分型的 A3 或 A4 型损伤（图 2.4a）。旋转不稳定型损伤可以表现为矢状位脊柱序列的异常、脊柱移位或小关节半脱位（图 2.4b），棘突水平劈裂伴椎体骨折提示为 B1 型或 B2 型损伤（图 2.4c）。

侧位平片中，表 2.2 所列出的阳性发现需要进一步确定。

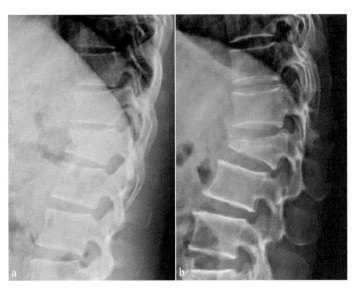

图 2.3　a. 测量椎体前缘上终板到下终板之间的距离确定前方椎体高度，并与相邻正常椎体比较。b. 椎体塌陷 >50% 和 / 或后凸 >30° 提示脊柱存在潜在不稳定

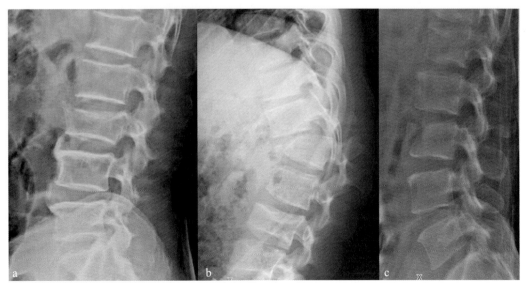

图 2.4　a. 测量椎体后缘上终板到下终板之间的距离确定后方椎体高度，并与相邻正常椎体比较，后方椎体高度丢失提示骨折不稳定，并有向后侵入椎管的可能，此时需要进一步 CT 检查以评估损伤程度。b. 椎体移位可沿每个椎体前缘画直线来确定，同时也可以检查小关节有无半脱位或脱位。c. 单纯棘突骨折可能只是 A0 型损伤，当前方 A1 型到 A4 型损伤合并棘突骨折时即为 B1/B2 型损伤，此时需行进一步 CT 检查再做评估

▓ 计算机断层扫描（CT）

相比普通的 X 线平片，计算机断层扫描立体分辨度高，可以分别从轴位、矢状位、冠状位观察骨质结构的特点，从而更好地描述骨折的形态。CT 较 MRI 时间短，扫描完成后还可以通过原始资料增加观察区域，包括腹部和胸部脏器，判断是否有合并伤。多发创伤时行全身 CT 扫描可以识别多发脏器损伤以及非相邻的多节段脊柱损伤。还可以进行三维（3D）重建以协助制订外科诊疗计划。对于脊柱创伤患者，CT 扫描可以显示受累骨质的更多细节、椎管受侵的程度及后方附件是否有隐匿骨折。CT 比平片更精确的区分胸腰段脊柱的楔形压缩骨折和爆裂骨折。有研究显示，单纯 X 线平片评估，25% 的爆裂骨折被误诊为压缩骨折[4]。CT 还可以对术后内固定及并发症的发生进行评估和监测。CT 还可以对脊柱穿透伤的异物进行局部定位。CT 的唯一缺点是存在电离辐射（见下面文本框）。

CT 评估脊柱外伤的优点与缺点

优点

◆ 检查时间短
◆ 立体分辨度高
◆ 利于观察骨皮质
◆ 更好显示后方附件结构
◆ 观察范围可包括腹部脏器
◆ 可进行二维（2D）和三维（3D）重建，协助制订手术计划

缺点

◆ 电离辐射
◆ 怀孕时相对禁忌

很多创伤中心首选全身 CT 来评估脊柱的损伤情况，尤其对存在多发伤且意识障碍的患者或是高速创伤的患者。据报道 CT 的敏感性、特异性及阴性预测值分别为 98.1%、98.8% 和 99.7%。Brown 等[5]在一项 3 537 名钝性伤患者的研究中，使用螺旋 CT 检查，发现 99.3% 合并脊柱骨折，推荐 CT 作为脊柱骨折的标准检查。类似的是，胸腰段脊柱筛查作为胸—腹—骨盆 CT 扫描的一部分，不仅可以省去钝性伤患者常规的脊柱平片，而且能发现大部分的合并损伤（图 2.5）。

CT 阅片时，宜先从矢状位开始，矢状位片从一侧椎弓根连续地检查至另一侧椎弓根，随后进行轴位阅片，从头侧向尾侧观察并重点关注椎弓根的变化情况。最后冠状位片从前往后扫描观察。通过观察损伤部位的矢状位及轴位片，评估椎体骨折的粉碎程度、碎骨块的分离程度以及椎管受压的严重程度（图 2.6）。有助于决定是否需要进行前方减压及重建，并判断神经恢复的预后（表 2.3）。对于爆裂型骨折，通过 CT 轴位片可以发现 2 个重要征象：骨皮质翻转征和椎板分裂征。骨皮质翻转征是指向后压入椎管的骨块翻转 180°，骨皮质面与椎体的松质骨面贴近（图 2.7）。这种损伤通过间接减压技术无法缓解，需要直接减压。椎板分裂征是指骨折爆裂合并椎板的线性劈裂（图 2.8），提示硬膜或神经根可能受压，在减压过程中要格外小心。识别椎弓根骨折有助于计划固定的节段，因为骨折的椎弓根不能行椎弓根螺钉固定。相比 X 线平片，CT 扫描可以清晰显示横突和棘突骨折（图 2.8c）。当 CT 扫描中出现如棘突水平裂开、分离、

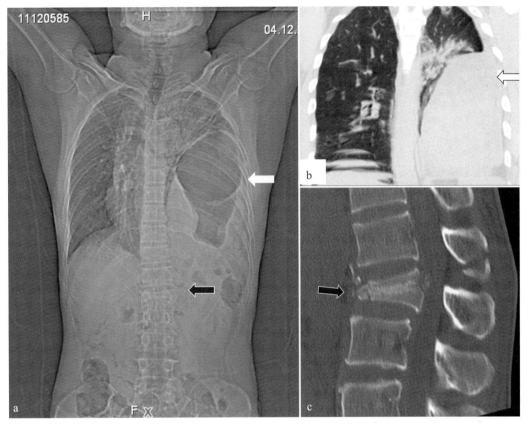

图 2.5　a. 包括胸部、腹部、骨盆的全身 CT 建议应用于怀疑有胸腹腔脏器损伤的患者，其中 99% 的胸腰椎骨折可以被发现，图中患者为膈肌破裂（a，b，白色箭头）及 L1 的 B2 型损伤（a，c，黑色箭头）

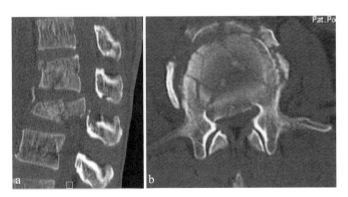

图 2.6　CT 的矢状位（a）和轴位（b）图像可以清晰显示椎体骨折的粉碎和移位程度

表 2.3　不同位相 CT 扫描的典型发现及说明

影像学特点	CT 位相	说明
椎体骨折粉碎程度	冠状位、矢状位和轴位	骨折粉碎的程度提示不稳定 计划前路手术的必要性
碎骨块向后压入	矢状位和轴位	需要进行椎管减压
骨皮质翻转征	轴位	通过韧带松解术无法复位骨折；需要进行直接复位
椎板骨折	冠状位和轴位	神经根和硬膜可能受压；手术显露和椎板切除时需格外小心
椎弓根骨折	轴位和矢状位	骨折水平的椎弓根不能行螺钉固定
棘突骨折	轴位和矢状位	B1/B2 型损伤；不稳定

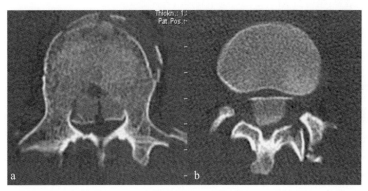

图 2.7　a.轴位和矢状位（无相应图）CT 清晰显示骨折块的大小及椎管受压的严重程度，提示需要广泛的椎管减压。b.CT 图中清楚显示骨皮质翻转征，突入的骨块旋转超过 180°，以至骨皮质面朝向椎体的骨松质面，韧带修复无法将骨块复位至椎体上

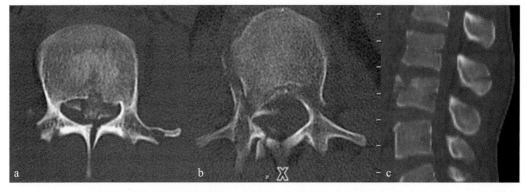

图 2.8　a.CT 显示椎板骨折，提示患者的神经功能不全损害可能存在神经根的受压，同时注意在暴露附件结构时要格外小心。b.椎弓根骨折时，如果直接拧入椎弓根螺钉，可能导致椎弓根爆裂，可以通过 CT 扫描进行判断。c.单纯棘突骨折属于 A0 型损伤，当前方合并有 A1 和 A4 型损伤时，则提示为 B1/B2 型损伤，可以通过 CT 扫描清晰判断

棘突间距增宽，相邻棘突骨折、小关节间隙增大、小关节暴露征、小关节对顶或脱位、椎体移位或旋转时（图 2.9）。提示存在 PLC 的损伤。

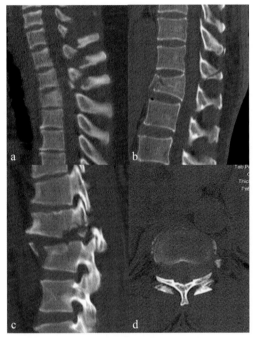

图 2.9　后方韧带复合体损伤的 CT 征象。a. 相邻棘突多发骨折。b. 棘突水平骨折并分离。c. 小关节骨折伴 / 不伴移位。d. 翻转汉堡征是指 CT 轴位像小关节脱位时椎体关节突的关节面暴露在外

■ 核磁共振（MRI）

核磁共振（MRI）无电离辐射，属于无创的影像学成像技术。它主要包括特殊的强磁场和无线电高频脉冲，基本原理是不同组织中的质子运动对磁场的反应不同。MRI 分辨率高，可以清晰显示组织的细节，临床应用价值很大，尤其有助于评估脊柱损伤骨髓、神经、韧带、软组织的情况（见表格）。脊柱创伤包括脊椎损伤、脊髓、椎间盘及支持韧带

结构的损伤。MRI 出现之前，仅仅以脊椎骨质的损伤程度作为损伤分型及治疗的基础，脊髓损伤的程度只能通过临床上神经损害的轻重来判定。采用 CT 脊髓造影评估椎管受压的情况并没有得到广泛应用，除了是有创检查，最主要的是对临床治疗帮助不大。类似的，椎间盘、韧带等相关软组织的损伤程度最初只能通过韧带损伤的直接征象来评估，如棘突间隙的增宽。因此，很多脊柱损伤的分型和标准疗法都是根据脊柱的骨性损伤和软组织损伤制订的。

随着 MRI 的出现，脊柱创伤患者的伤情评估发生了极大的变化。MRI 可以细致全面的评估脊髓、椎旁软组织、椎间盘及韧带复合体的损伤情况。MRI 可以直接观察损伤脊髓实质的形态及脊髓的任何外来性压迫。MRI 对于诊断脊髓压迫（如急性椎间盘突出及硬膜外血肿）方面非常重要，脊髓压迫且神经功能损害是早期手术减压的重要指征。当前脊髓周围的软组织对于脊髓损伤的治疗具有重要意义，因此 MRI 对于脊髓损伤的评估非常重要。但必须注意，虽然 MRI 是一种强大的诊断工具，但对于大多数的脊柱创伤患者，X 线片和 CT 仍然是最快、最合适且性价比最高的方法，尤其是紧急情况下需要进行快速诊断。

为脊柱创伤患者进行 MRI 检查申请前必须考虑以下因素：患者血流动力学是否稳定，患者是否适合转移至 MRI 室，患者是否需要生命支持，患者是否需要监测生命参数，患者有无外固定装置，并且要注意其他 MRI 检查的一般禁忌证。将患者从病床转移到 MRI 检查床时，需要格外小心，应该由受过专门训练的

医务人员进行，以免因局部骨折活动导致神经进一步受损。对损伤不稳定患者进行 MRI 检查时，必须衡量转移过程中可能存在的风险。对合并有呼吸窘迫、血流动力学不稳、神志淡漠状态及活动性伤口出血的患者不应进行 MRI 检查。虽然有兼容呼吸机及监测仪器的 MRI 可以应用，但实际情况中的脊柱创伤患者不需要在急诊情况下进行 MRI 检查。如 halo 环等外固定装置需要进行 MRI 检查时，多发伤患者携带的外固定装置，不仅会引起图像扭曲，而且还会产生强大的热效应，对患者的安全造成危害。同样道理，有头颅牵引或下肢牵引的患者在搬运进 MRI 室前必须全部拆除。穿透伤患者怀疑有金属碎片残留于体内也是 MRI 检查的相对禁忌证。理论上说，残留的铁质子弹或金属碎片在强大磁场的作用下可以自行移动并可能像射弹一样

损伤重要的内脏结构，虽然这种意外情况至今尚无报道。脊柱穿透伤患者需要先行 X 线片或 CT 检查后再考虑进一步行 MRI 检查（图 2.10）。

MRI 评估脊柱外伤的优点与缺点

优点

- 软组织分辨率最好
- 更好地显示脊髓、骨髓、椎间盘、韧带、硬膜囊及椎旁软组织
- 无放射线危害

缺点

- 便利性不够
- 费用高
- 检查时噪音可达 65~95 dB
- 检查耗时较长
- 幽闭恐惧症可能
- 有起搏器、植入耳蜗、动脉瘤夹等磁性内植物的患者不能行 MRI 检查

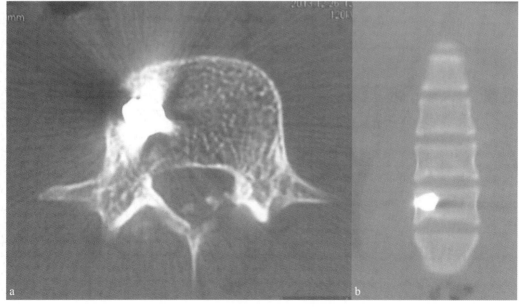

图2.10 （a）轴位和（b）冠状位 CT 显示一名枪伤患者，子弹残留在 L4 椎体内，椎管没有受到侵占，而延迟进行 MRI 检查

目前，临床上常用的 MRI 分为 2 种：1.5-T（特斯拉）和 3-T。3-T MRI 的优点是增加信噪比（信号—噪声比）、可以更好地显示组织结构的轮廓、可以进行功能 MRI 成像及磁共振波谱成像。但患者体内如有支架类内植物，那么 3-T MRI 则不适用，只能用 1.5-T MRI 进行检查。食品药品监督管理局（FDA）限制了人体组织产热的量，3-T MRI 更易达到这个水平。另外，3-T 的噪音水平是 1.5-T 的将近 2 倍，可以超出 130 分贝（dB），远远高于 FDA 规定的 99dB 水平。

■ 核磁共振的技术及阐述

评估脊柱创伤的标准 MRI 参数为：矢状位上 13~16 层面（slices）和轴位上 20~35 层面，层厚 3~4 mm，矢状位范围 40 cm，轴位范围 22 cm，矩阵分辨率为 512×256。脊柱创伤患者的 MRI 评估应包括椎间盘、椎体、神经结构及各种支持性韧带结构（表 2.4 和图 2.11）。MRI 检查的序列包括整个脊柱矢状位及冠状位上的 T1 加权相（sagittal）、T2 加权相（sagittal）及 T2 压脂加权相（表 2.5），损伤区域可以获得 T2 轴位成像。大部分信息来源于矢状位图像，矢状位 T1 加权相可以很好地显示解剖结构，并可显示椎间盘突出、硬膜外积液、半脱位、椎体骨折、脊髓水肿及脊髓压迫。矢状位 T2 压脂加权相可以显示脊髓水肿和出血、韧带损伤、椎间盘突出及硬膜外积液。轴位片可显示急性脊髓出血、椎间盘突出、骨折及椎管受压。

表 2.4　不同解剖结构在 MRI T1 和 T2 加权相的特点

结构表象	T1 加权序列	T2 加权序列
骨皮质	黑	黑
椎体骨髓	中等（intermediate）	中等
椎间盘髓核	中等	亮
脂肪	亮	中等
脊髓	中等	中等
脑脊液	低	亮

表 2.5　MRI 扫描不同成像平面评估脊柱的结构

MRI 序列	放射图像观察
T1 加权相矢状位	脊柱顺列，脊椎骨髓信号
T2 加权相矢状位	椎体高度，椎弓峡部，前后纵韧带、棘间韧带、棘上韧带，中央椎管，硬膜外间隙和脊髓
T2 加权相轴位	椎间盘轮廓，椎弓根，脊髓，侧隐窝，神经根孔，关节突关节及硬膜外间隙
T2 加权相冠状位	脊柱的曲度，椎旁软组织及骶髂关节
短时间反转恢复序列（STIR）冠状位及矢状位	骨髓挫伤，韧带损伤及肌肉挫伤

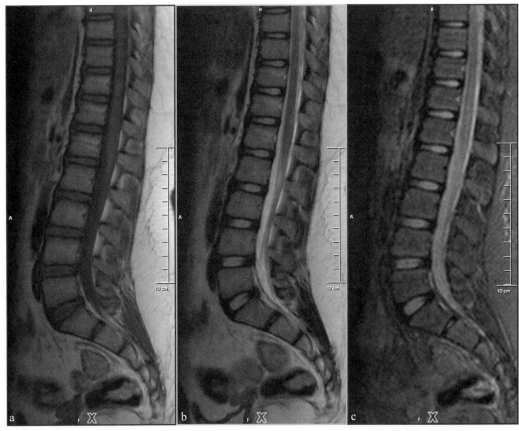

图 2.11　正常矢状位 MRI：腰椎的 1.5T MRI 影像分别为（a）T1，（b）T2 和（c）反转恢复序列

骨损伤

　　MRI 相较 X 线平片或 CT 对于骨损伤的评估没有显著的优势，所有急性骨损伤在 T2 相上均表现为异常高信号，容易识别。T1 加权相可见软骨下骨的中等信号或线性信号伴有终板下陷、楔形变及椎体塌陷。脊柱轴位上的微小移位在冠状位及中矢状位 MRI 上显示效果优于 X 线片，因为脊柱的一些部位在 X 线片上会因结构重叠而显示不清，而 MRI 可以清晰显示，还能显示硬膜囊的形态。骨皮质没有断裂行 MRI 检查也能显示骨髓的压缩损伤（图 2.12）。X 线片或 CT 可能会漏诊椎体内骨小梁的压缩型损伤，

而 MRI 可以通过 T1 出现的骨髓低信号进行判断。短时反转恢复（STIR）序列上脂肪信号被抑制为零，可以通过抑制脂肪的信号来识别椎体的微小损伤。矢状位 STIR 图像可以发现放射线成像无法发现的损伤，其敏感性较高。一项纳入110 名脊柱损伤患者并行全脊柱 STIR 序列检查的研究，46 名（41.8%）患者被发现之前漏诊的损伤[6]，考虑为椎体的骨挫伤（微小骨小梁的骨折）。液体衰减反转恢复（FLAIR）序列抑制水的信号，在脊柱创伤成像中并不常用。

　　MRI 对于鉴别良性创伤性骨折和恶性病理性骨折也有重要作用（图 2.13 和表 2.6）。良性骨折中，受累椎体为 T1

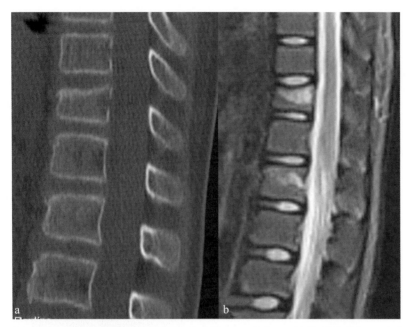

图 2.12 T12 和 L2 压缩骨折（a）矢状位 CT 显示 T12 椎体压缩骨折，（b）矢状位 T2 相 MRI 显示 T12 和 L2 椎体内高信号，提示存在水肿

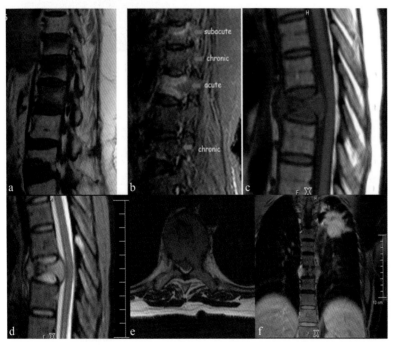

图 2.13 良性骨质疏松性压缩骨折的 MRI 表现（a）T1 矢状位：低信号。b. 矢状位 STIR 序列：急性期为高信号，慢性期为低信号，急性损伤在 STIR 序列上表现为高信号，椎体后壁完整也提示为良性骨折。c，d. 恶性病理性塌陷，矢状位显示 T1 低信号和 T2 高信号，伴随后方椎体皮质的平滑膨隆。e. 轴位图像显示椎弓根及后方附件结构受累。f. 冠状位图像同时显示原发肺部针刺样的结节病变

表 2.6　良性与恶性疾病导致椎体塌陷骨折的 MR 鉴别

MRI 特点	骨质疏松性良性骨折	恶性病理性塌陷骨折
T1 信号强度	低信号强度，保留有岛样的脂肪性骨髓	整个椎体的正常骨髓被完全替代为低信号
T2 信号强度	开始时由于出血和水肿而呈高信号，水肿消退后变成与相邻未塌陷椎体一样的等信号强度	在 T2 加权相图像上，塌陷椎体内可见等信号至高信号强度
对比增强	慢性骨折中无增强	注入增强剂后椎体可见异常增强；增强为均匀的弥漫性或斑片状分布
椎体后壁	后方碎骨块向后压（常见于后上方）是关键的形态学特征之一，在良性骨折中高度特异；骨皮质向后急性或尖锐成角，而不是后壁凸起，这是良性骨折的典型特征	后方膨隆或出现断裂，硬膜外肿块提示为恶性骨折的敏性度80%、特异性100%
终板	双侧终板均呈凹形提示为良性损伤	单纯的下终板压缩骨折罕见，出现时应高度怀疑为病理性骨折
后方脊柱附件	完整，正常信号强度	椎弓根受累提示为病理性骨折
其他椎体	正常，或可能显示为慢性塌陷（正常信号强度的骨），塌陷椎体内存在真空/液性裂缝提示无血管性坏死，提示良性损伤	多个脊椎受累；年轻患者单独L5压缩骨折提示为病理性骨折

低信号和 T2 高信号，恶性病理性损伤时受累椎体 T1 为黑色和 T2 为亮信号，增强扫描时受累椎体会强化。另一个重要的鉴别点是后方皮质形态，恶性病理性塌陷时，后方皮质出现朝向椎管方向的平滑的膨隆，而良性骨折时，后壁完整，或是锐利的成角骨折。持续疼痛的患者随访 MRI 检查显示椎体内有典型的液性信号，可能形成假关节。

韧带和关节破裂

　　MRI 是唯一一种可以直接观察韧带损伤的影像学方法。脊柱 MRI 检查需要评估的韧带包括：前纵韧带（ALL）、后纵韧带（PLL）、黄韧带（LF）和棘突间韧带，它们主要由纤维弹性组织组成，所以正常韧带在所有 MRI 序列（T1 和 T2）中表现为低信号。当韧带损伤或撕裂时，由于相邻部位有出血和水肿，T2 加权相中可以观察到一条缝隙样的信号增高影。

　　矢状位 MRI 的 T1 及 T2 图像上，前纵韧带显示（ALL）是一条薄的、连续的低信号影条带，贴附于椎体前方的骨皮质表面，ALL 断裂可以由过度后伸损伤造成，可见低信号条带中存在的局部高信号。后纵韧带（PLL）是位于椎体后缘的低信号（灰黑色的）条带，在椎间盘水平增厚而在椎体后变薄，PLL 损伤可以表现为局部断裂，或是被血肿或后移骨块顶起而从后缘皮质上剥离（图2.14）。

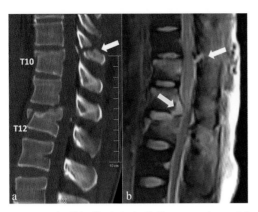

图 2.14 韧带损伤（a）矢状位 CT 显示 T10 压缩骨折合并棘突骨折（箭头）以及 T12 爆裂骨折合并棘突间隙增宽，（b）矢状位 MRI 显示后纵韧带（PLL）损伤，表现为 PLL 剥离（黄色箭头），T10 水平黄韧带（LF）损伤（白色箭头），提示为 PLC 损伤

过屈—牵张型损伤可导致后方棘间韧带、棘上韧带和黄韧带（统称 PLC）的断裂，在这种损伤中，棘突间韧带的不连续或分裂在 T2 加权相图像中最易鉴别（图 2.15），并于矢状位压脂相中更好地从后方水肿的椎旁软组织中勾画出损伤韧带的高信号区。

PLC 损伤是影响脊柱骨折稳定性的重要因素（图 2.16）。在胸腰椎损伤分型和严重程度评分（TLICS）及 AO 分型中，PLC 的损伤非常重要。脊柱创伤学组改进了 TLICS，使它基于脊椎损伤的形态、PLC 的完整性及患者的神经功能来评分，每一种分类都有相对应的观点，最后推荐一种可能的治疗选择。这是第一种重视神经损伤及 PLC 损伤情况的分型。MRI 显示 PLC 完全损伤记 3 分，按照该分型系统等同于移位性骨折这种严重的骨损伤。几位学者推荐 MRI 应作为常规检查以对 PLC 的损伤进行评估。Pizones 等[7] 进行了一项前瞻性研究分析 MRI 在骨折诊断和指导治疗的实用性：33 名急性创伤性胸腰椎骨折患者被纳入研究。最初应用 X 线片和 CT 扫描进行 AO 分型，接着行 T1 加权相、T2 加权相及 STIR 的 MRI 序列检查，接着根据 TLICS 系统和 AO 系统对骨折进行分型，最终发现 X 线片和 CT 扫描初始诊断了

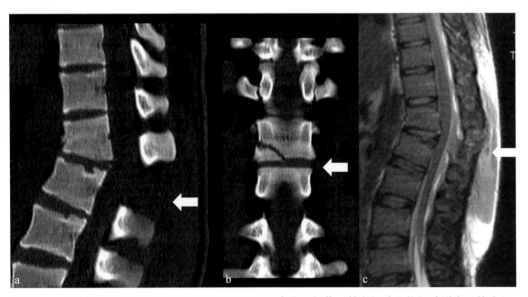

图 2.15 （a）矢状位和（b）冠状位 CT 显示过屈—牵张型损伤，棘突间隙和椎间隙增宽（箭头），（c）矢状位 MRI 显示 PLC 撕裂伴后方硬膜外血肿（箭头）

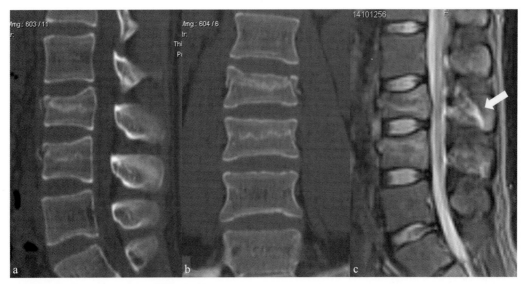

图 2.16　（a）矢状位和（b）冠状位 CT 显示 L2、L3 压缩型损伤，（c）矢状位 MRI 显示 PLC 区域水肿，提示为撕裂（箭头），为 B2 型损伤

41 处骨折，而 MRI 诊断了 50 处骨折和 9 处脊椎骨挫伤。应用 MRI 发现了 18 处隐匿损伤而对 40% 患者的诊断进行了修正；24% 的骨折从 AO 分型中的 A 型上升为 B 型损伤，使 16% 患者的诊疗计划发生了改变。

　　根据最新的 AO 论坛（AOKF）分型，PLC 损伤可以分为稳定型（A 型）和复杂或不稳定型（B 型或 C 型），没有 PLC 损伤的骨折考虑为 A 型，PLC 损伤则考虑为 B 型或 C 型。有研究表明 MRI 比 CT 或 X 线片能更好地鉴别 PLC 的损伤情况。一项纳入 34 例胸腰椎骨折患者的前瞻性研究中，Lee 等[8] 通过触诊检查棘突间隙、X 线平片及 MRI 进行术前评估，术中仔细检查 PLC 的损伤情况，发现术中情况与 MRI 的描述高度相关，优于临床触诊和放射影像学评估。Oner 等[9] 对 70 位脊柱创伤合并韧带损伤的患者研究发现 ALL、PLL 及 PLC 损伤的发生率较高，而传统的影像学检查没有发现此类损伤。PLL 的完整性对于侵入椎管内骨折块的复位特别重要，PLL 的完整性对于外科医生制订韧带修复手术计划，并对骨折行间接复位意义重大。另外，Oner 等认为其他韧带损伤的长期影响很可能通过手术治疗而逐渐减小，而行保守治疗的患者则可能会出现一些相应的并发症，如进展性畸形或持续性疼痛。最终建议通过 MRI 发现的阳性结果应该整合到胸腰椎骨折的分型表格中（表 2.7）。

表 2.7　脊柱创伤的 MRI 评估：每一种解剖结构应该看什么

解剖结构的损伤	MRI 特点
骨	骨髓挫伤，骨折
韧带	部分或完全损伤
椎间盘	创伤性脱出
硬膜外	血肿
血管	腹主动脉损伤
脊髓	横断、血肿、挫伤
神经	假性脊膜膨出，神经根撕裂
椎旁区域	血肿，肌肉扭伤

椎间盘损伤

正常情况下，没有退变的椎间盘含水量较好，T1 加权相表现为低信号，髓核在 T2 加权相表现为高信号。创伤后椎间盘在 MRI 上的改变可以分为 2 类：椎间盘损伤或椎间盘突出。创伤性椎间盘损伤可表现为矢状位上椎间隙不对称性狭窄或增宽，或 T2 加权相椎间盘呈现局部高信号（图 2.17）。创伤性椎间盘突出常合并韧带或骨性结构的损伤，如果胸腰段脊柱没有明显的骨质损伤，漏诊的椎间盘突出导致的神经损害非常罕见（图 2.18）。而这种损伤多见于颈椎外伤。椎间盘损伤对于脊柱骨折的稳定性和长期预后，确切的作用机制还不清楚。椎体骨折通常可以完全愈合，而相对无血供的椎间盘的愈合情况却不得而知。虽然损伤的椎间盘发生愈合难以解释，但未愈合的椎间盘则可以部分解释保守治疗结果的差异以及后方固定失败率的

不同。一项生物力学研究发现，压缩型骨折后，60% 的急性过度活动发生于相邻的椎间盘。因此，椎间盘损伤可能是脊柱慢性不稳定的一个主要致病因素。

一项纳入 70 例患者通过 MRI 评估脊柱创伤的研究，Oner 等[7] 发现终板和椎间盘的损伤形式不同，这些损伤连同受累的椎体决定了前柱所承担的应力负荷。另一项 MRI 研究发现椎间隙的改变可能导致保守治疗患者后凸的加重以及后方骨折固定后会出现后凸复发[10]。他们总结分析发现，出现这种问题并不是因为椎间盘的退行性变，而是椎间盘的延伸和滑移应力导致终板破坏进而出现后凸。

硬膜外血肿

据报道 41% 的脊柱损伤患者会出现创伤后硬膜外血肿，由硬膜外静脉丛撕裂伴血液外渗而形成。大多数硬膜外血

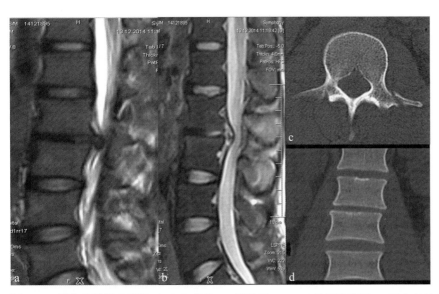

图 2.17　创伤性椎间盘损伤（a）矢状位 T2 相显示 T12–L1 椎间盘突出，（b）矢状位 T2 压脂相显示椎间盘、棘突、棘突间韧带中有高亮信号影，（c，d）CT 显示左侧横突骨折伴轻度侧方移位，提示为旋转损伤导致的创伤性椎间盘突出

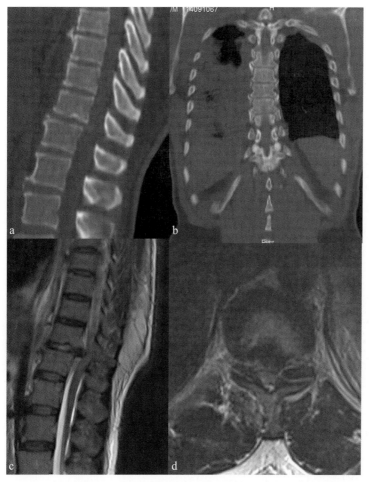

图 2.18　放射性检查未发现脊髓损伤征象（SCIWORA），（a）损伤后下肢瘫痪患者的矢状位 CT，（b）冠状位 CT 显示右侧血胸，（c，d）矢状位和轴位 MRI 显示 T11–T12 水平的创伤性椎间盘突出且压迫脊髓

肿体积较小，可延伸至多个脊椎节段，临床意义不大。硬膜外血肿的 MRI 表现依赖于血红蛋白的氧化状态。急性期，硬膜外血肿 T1 加权相与脊髓实质等信号，与脑脊液（CSF）等信号，而 T2 加权相则为黑色（图 2.19）。

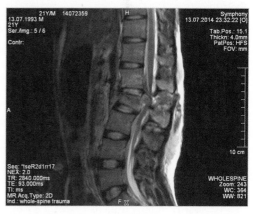

图 2.19　矢状位 T2 相图像显示 L1 爆裂骨折伴前方硬膜外血肿

脊髓损伤

过去十年，MRI 显著地提高了临床医生对脊髓损伤（SCI）的认识。脊髓在矢状位所有序列上显示为均匀信号影，轴位上可以观察到模糊的灰质和白质。正常脊髓在 T1 和 T2 序列上均为低信号，脊髓损伤（SCI）三个常见的影像学表现为脊髓出血、脊髓水肿、脊髓横断且直径变细。

创伤后脊髓出血定义为创伤导致的脊髓实质内出现散在的出血灶。表现为 T2 加权相散在的低信号影（图 2.20），MRI 上可以观察到信号可以随着不同时期血红蛋白的降解而发生改变（表 2.8）。创伤后脊髓出血具有重要的临床意义，

实验室检查及尸体解剖研究发现最常见的病变为脊髓的出血性坏死，若脊髓内出血灶 > 10 mm，常常提示为完全性脊髓损伤，若存在明显的出血则提示神经功能预后恢复较差。

脊髓水肿指的是 T2 加权相上异常的高信号影（图 2.21），提示神经周围组织损伤后导致细胞内液及组织间液积聚。水肿可以累及脊髓损伤水平的上、下方不同长度区域，脊髓水肿的长度与神经功能的初始损伤成正比。一些学者认为脊髓内不伴出血的单纯水肿为挫伤，如果 MRI 可发现出血的代谢产物则为出血性挫伤。单纯脊髓水肿的预后较好，而如果合并出血则提示神经恢复预后不良。

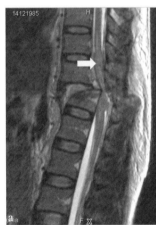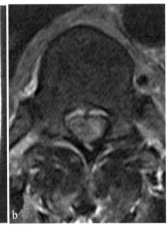

图 2.20 （a）矢状位和（b）轴位 MRI 显示骨折脱位导致脊髓压迫，白色箭头所指为脊髓出血，提示预后恢复差

表 2.8 脊髓出血的不同时期与相应的信号改变

脊髓出血时间	血的代谢产物	T1	T2
超急性期：< 1 天	氧合血红蛋白	与脊髓等信号	亮（Bright）
急性期：1~3 天	脱氧血红蛋白	与脊髓等信号	黑（Dark）
亚急性期早期	细胞内高铁血红蛋白	亮	黑
亚急性期后期	细胞外高铁血红蛋白	亮	亮
慢性期：> 2 周	含铁血黄素	黑	黑

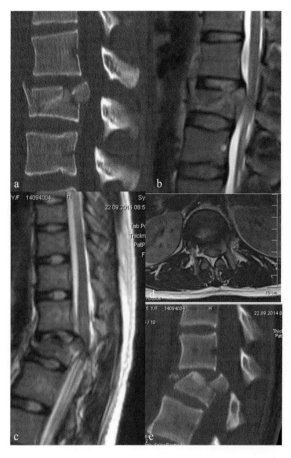

图 2.21 脊髓压迫的 MRI 表现（a）一位不稳定爆裂骨折患者的矢状位 CT。（b）矢状位 T2 相显示硬膜囊受压，圆锥未受累及。（c）另一位同样水平损伤的患者，矢状位 MRI 显示为 B2 型损伤，伴有明显的脊髓压迫。（d）同一水平的 T2 轴位显示脊髓中央高信号，提示脊髓圆锥挫伤。（e）同一患者的矢状位 CT 伴有碎骨块侵入椎管内

不伴水肿或出血的单纯脊髓肿胀非常少见，它指的是脊髓损伤水平中心的局部增粗，脊髓肿胀于矢状位 T1 加权相观察，脊髓实质可以是正常的，或是由于合并脊髓水肿而表现为轻度的低信号。

已经有学者证明了脊髓损伤的 MRI 征象与神经功能障碍之间的关系。Kulkarni 等[11]将脊髓损伤（SCI）的三种 MRI 表现与美国脊髓损伤协会（ASIA）的评分标准相关联，发现髓内出血等同于重度的神经功能障碍且预后较差；单纯脊髓水肿等同于轻到中度的神经功能障碍，日后功能会有所改善。Schaefer 等[12]仔细研究 SCI 的 MRI 表现，包括损伤节段

的大小及相关的神经功能状态，发现脊髓水肿范围超过一个椎体提示初始损伤比水肿范围小，而损伤较严重。Flanders 等[13]证实脊髓出血是预测完全性损伤的一个强有力的证据。而且研究发现，出血部位与神经损伤的解剖水平一致。Yamashita 等[14]发现随访 MRI 中脊髓信号持续改变的患者临床功能恢复较少，而异常信号消失则提示预后改善。脊髓信号正常或 T2 加权相为高信号（髓内水肿）则提示预后良好，T1 加权相低或高信号合并 T2 加权相高信号提示髓内出血，提示预后较差。

创伤中 MRI 的应用指征

脊柱创伤患者可选择性进行 MRI 检查，X 线片及 CT 扫描发现骨质损伤合并有韧带或椎间盘损伤时建议行 MRI 检查，如：侧位 X 线片上棘突间距增宽（提示 PLC 损伤）、椎间盘高度降低、出现局部后凸怀疑有椎间盘损伤或突出。

MRI 具有重要的评估作用，如评估伴有神经功能障碍的脊髓状态，鉴别有无机械性脊髓压迫及压迫的程度。产生压迫的原因包括：突出的椎间盘、突入椎管内的碎骨、硬膜外血肿等。当神经功能障碍与放射图像上的异常不一致，或患者出现神经损伤体征而放射片上未发现异常时（SCIWORA），也建议行 MRI 检查。SCIWORA 占 SCI 的 12%，据报道它多发于 8 岁以内的儿童，因为儿童脊柱的内在弹性较好。当 X 线平片和 CT 扫描均未发现脊柱异常而患者有神经功能损害病史，如一过性感觉异常、麻木、瘫痪等，应该考虑到 SCIWORA 的可能。随着 MRI 的广泛应用，近 2/3 的 SCIWORA 患者发现存在脊髓或脊柱软组织结构（韧带、关节囊、肌肉）的损伤，所以目前神经影像学正常的 SCIWORA 诊断已经非常少见了。

评估胸腰椎原发性骨折时，进行全脊柱 MRI 扫描可以发现其他脊柱节段的继发性损伤。多节段脊柱骨折，可以是相邻或是分开的，在脊柱骨折患者中的发生率为 3%~5%。Calenoff 等[15] 报道的 710 例区域性 SCI 中心住院患者中，多节段脊柱骨折的发生率为 4.5%。识别继发性损伤对于预防神经损害、慢性疼痛、进行性畸形的加重非常重要。

对于原先存在脊柱疾病的患者，如强直性脊柱炎（AS）、弥漫性特发性骨肥厚症（DISH）、肿瘤、类风湿性关节炎等，MRI 对其脊柱创伤的评估也非常有用。由于原先疾病明显影响到了骨质的解剖结构，单纯的 X 线平片难以发现脊椎的损伤及脊髓压迫。而 MRI 检查则可以观察到椎管和支持性软组织结构的损伤情况。

目前，基于初始神经功能状态和 MRI 扫描情况可以推断急性 SCI 患者的神经功能恢复情况。但是，对于 SCI 患者，除了脊髓横断和大范围出血外，MRI 并不能提供更多的信息以判断神经损伤的范围和严重程度。更先进的技术如弥散张量成像（DTI）技术可以勾画出脊髓部分或完全横断。DTI 是以生物组织的各向异性弥散为基础，用于研究 SCI 中，以确定其评估脊髓损伤程度及判断预后的实用性。一项以牛脊髓为样本的实验研究发现，DTI 可以显示脊髓神经束的中断，而一般 MRI 只能显示出信号强度的改变。各向异性分数（FA）与表观弥散系数（ADC）值也会出现明显改变，提示损伤区域存在异常扩散。Rajasekaran 等[14] 报道了弥散张量纤维束成像的应用，在创伤性 Brown-Sequard 综合征（脊髓半切综合征）中，显示为一侧脊髓神经束的部分中断，另一侧则正常完整（图 2.22）。FA 和 ADC 值在损伤水平有明显变化。

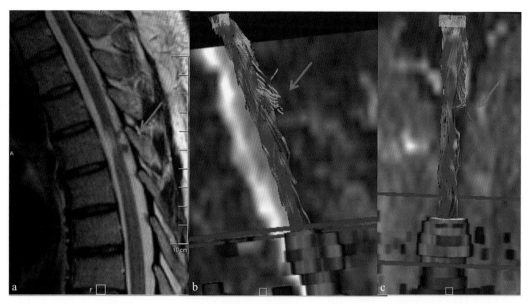

图 2.22 一位后背刺伤的患者，临床上典型的胸段脊髓半切征表现（a）矢状位 T2 相上胸段脊髓在损伤水平变细并出现高信号，（b，c）三维弥散张量纤维束成像显示胸髓损伤，中外侧片（b 图）和前后位片（c 图）提示左侧长束在损伤水平中断

▓ 本章小结

　　目前，脊柱创伤的诊断和治疗主要依据 X 线平片和 CT 扫描以发现有无特征性的骨质损伤，但是不能评估脊髓损伤的程度及椎间盘韧带的损伤情况，这就使得 MRI 成为一种早期重要的检查方法。MRI 在显示脊髓水肿、出血、椎间盘损伤、韧带缺陷、硬膜外血肿、脊髓压迫及脊椎骨髓损伤方面具有明显的优势，但是其不足之处是未能广泛地开展应用、需要专业人员审阅、对于多发创伤患者诊断不及时等。在特定的情况下需要具体衡量其优缺点。尽管 MRI 未能取代 X 线平片和 CT 扫描成为标准影像的检查方法，但它能为临床诊断和治疗提供宝贵的信息。

要点

- 脊柱损伤一般包括骨、韧带、椎间盘以及脊髓损伤，认识骨和软组织（韧带性）的完整性对于评估脊柱损伤的稳定性和严重程度非常重要。
- X 线平片和 CT 扫描是脊柱创伤患者首选的检查手段，MRI 在评估脊髓压迫、椎间盘韧带破裂程度、SCIWORA 及多节段非相邻脊柱损伤中具有重要作用。
- 据报道，近 20% 的脊柱创伤患者存在非相邻的其他节段损伤，所以全脊柱的 CT 或 MRI 扫描可以避免漏诊。

难点

- 脊柱不稳定患者行影像学检查时，要做好充分的固定。
- 由于射线有辐射，孕妇和小孩不宜行CT检查，体内带有异物、起搏器、耳蜗植入物及动脉瘤夹的患者不能行MRI检查。
- 脑脊液由于搏动会出现流空现象，表现为低信号，不要误认为是硬膜内的血凝块。
- 椎缘骨（椎体边缘的游离骨块）属于正常变异，注意与骨折相鉴别。

■ 参考文献

5篇"必读"文献

1. Hu R, Mustard CA, Burns C. Epidemiology of incident spinal fracture in a complete population. Spine 1996; 21: 492-499

2. Knop C, Blauth M, Bühren V, et al. ［Surgical treatment of injuries of the thoracolumbar transition. 1: Epidemiology］. Unfallchirurg 1999; 102: 924-935

3. Saboe LA, Reid DC, Davis LA, Warren SA, Grace MG. Spine trauma and associated injuries. J Trauma 1991; 31: 43-48

4. Ballock RT1 MR, Abitbol JJ, et al. Can burst fractures be predicted from plain radiographs?J Bone Joint Surg 1992: 147-150

5. Brown CV, Antevil JL, Sise MJ, Sack DI. Spiral computed tomography for the diagnosis of cervical, thoracic, and lumbar spine fractures: its time has come. J Trauma 2005; 58: 890-895, discussion 895-896

6. Qaiyum M, Tyrrell PN, McCall IW, Cassar-Pullicino VN. MRI detection of unsuspected vertebral injury in acute spinal trauma: incidence and significance. Skeletal Radiol 2001; 30: 299-304

7. Pizones J, Izquierdo E, Alvarez P, et al. Impact of magnetic resonance imaging on decision making for thoracolumbar traumatic fracture diagnosis and treatment. Eur Spine J 2011; 20(Suppl 3): 390-396

8. Lee HM, Kim HS, Kim DJ, Suk KS, Park JO, Kim NH. Reliability of magnetic resonance imaging in detecting posterior ligament complex injury in thoracolumbar spinal fractures. Spine 2000; 25: 2079-2084

9. Oner FC, van Gils AP, Dhert WJ, Verbout AJ. MRI findings of thoracolumbar spine fractures: a categorisation based on MRI examinations of 100 fractures. Skeletal Radiol 1999; 28: 433-443

10. Oner FC, vd Rijt RH, Ramos LM, Groen GJ, Dhert WJ, Verbout AJ. Correlation of MR images of disc injuries with anatomic sections in experimental thoracolumbar spine fractures. Eur Spine J 1999; 8: 194-198

11. Kulkarni MV, Bondurant FJ, Roes SL, Narayana PA. 1.5 tesla magnetic resonance imaging of acute spinal trauma. Radiographics 1988; 8: 1059-1082

12. Schaefer DM, Flanders A, Northrup BE, Doan HT, Osterholm JL. Magnetic resonance imaging of acute cervical spine trauma. Correlation with severity of neurologic injury. Spine 1989; 14: 1090-1095

13. Flanders AE, Spettell CM, Friedman DP, Marino RJ, Herbison GJ. The relationship between the functional abilities of patients with cervical spinal cord injury and the severity of damage revealed by MR imaging. AJNR Am J Neuroradiol 1999; 20: 926-934

14. Yamashita Y, Takahashi M, Matsuno Y, et al. Chronic injuries of the spinal cord: assessment with MR imaging. Radiology 1990; 175: 849-854

15. Calenoff L, Chessare JW, Rogers LF, Toerge J, Rosen JS. Multiple level spinal injuries: importance of early recognition. AJR Am J Roentgenol 1978; 130: 665-669

16. Rajasekaran S, Kanna RM, Shetty AP, Ilayaraja V. Efficacy of diffusion tensor anisotropy indices and tractography in assessing the extent of severity of spinal cord injury: an in vitro analytical study in calf spinal cords. Spine J. 2012; 12(12): 1147-1153

17. Rajasekaran S, Kanna RM, Karunanithi R, Shetty AP. Diffusion tensor tractography demonstration of partially injured spinal cord tracts in a patient with posttraumatic Brown Sequard Syndrome. J Magn Reson Imaging 2010; 32: 978-981

3

胸腰椎骨折后路微创手术

原著　Matti Scholz, Philipp Schleicher, Frank Kandziora
翻译　孙垂国　陈仲强

■ 引言

　　胸腰椎骨折的手术入路包括：单纯后路、单纯前路及前后联合入路。到目前为止，仍没有循证医学证据指出手术入路的选择标准。因此，治疗方式的选择大多依赖术者的经验和术者所在医院的水平。最近一项多中心研究对目前胸腰椎骨折的治疗策略进行了系统评价[1]。这项研究表明，手术治疗首选后路手术，其次选择后—前联合入路。

　　患者一旦决定行手术治疗（如：后路固定/融合），则手术必须遵循1958年AO提出的4个基本原则：

· 解剖复位
· 坚强内固定
· 保护血运
· 早期主动功能锻炼

　　胸腰椎骨折的AO治疗原则是良好复位恢复生理曲度，稳定内固定维持复位，患者早期积极的康复功能锻炼。

　　1977年，Magerl[2]开始使用脊柱外固定系统（ESSF）治疗胸腰椎骨折。包含微创手术及Schanz螺钉置入。Magerl首先提出了经皮椎弓根固定。但外固定

装置会导致患者不适。1984年，Dick[3]研究发现与外固定装置相比，内固定装置在力学稳定性方面具有明显优势。由此，内固定成为复位及稳定胸腰椎骨折的标准治疗方法。

　　切开复位内固定（图3.1a）遵守了AO原则中的3项，但是会对血运造成一定程度的破坏。切开治疗可以达到良好的复位，并对后外侧或椎体间融合进行良好的固定。但是会对周围的软组织结构造成损伤，表现为手术切口部位术后持续性疼痛[4, 5]。

　　为了避免这些问题，微创手术（MIS）成为治疗脊柱疾病的新趋势（图3.1b）。这种基于植入物创新的技术，使得脊柱骨折的矢状面和冠状面均可通过后路微创固定获得满意复位。

■ 患者选择

　　目前没有明确的指南说明手术与非手术(保守)治疗胸腰椎骨折的选择办法，AO分型[6]、TLICS分型[7]及load-sharing分型[8]可以帮助术者分析骨折的损伤机制及选择适当的治疗策略。一旦确定后方张力带损伤，即新AO分型[6]

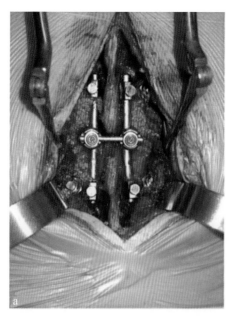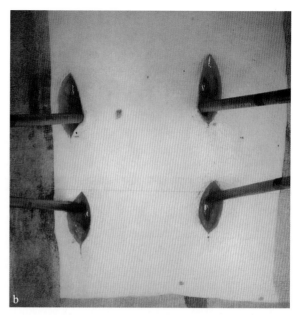

图 3.1　a. 传统开放入路 Schanz 钉后路固定。b. 微创技术经皮 Schanz 钉固定

中的 B 型和 C 型骨折，则需要进行手术治疗，但是对于后方结构完整的 A 型骨折是否需要手术仍有争议。有医生建议对于 AO 分型中 A4 型骨折也进行保守治疗，这可能是由于样本量不足且存在选择偏倚的临床研究得出的结论。总之，对于胸腰椎爆裂骨折（AO 分型中 A3、A4 型）应认真评估伤情慎重选择保守治疗或手术治疗。基于德国骨科及创伤医师协会脊柱工作组的意见，A 型胸腰椎骨折的手术指征是单或双节段矢状面成角 >15°~20° 或冠状面成角 >5°。

指征

后路微创内固定的最佳指征是 Chance 骨折（AO 分型 B1 型），由于过屈损伤导致椎体水平方向损伤合并后方张力带不完整。术中需要重建不完整的后方张力带结构直至椎体和后方骨折坚强愈合。

此外，AO 分型中 A2、A3、A4、B2、B3 型骨折也可以通过后路微创内固定进行治疗。对于前柱负荷缺失的患者，应进行良好评估以决定是否需要进行前路融合以预防后路微创固定的失效。

患者的神经损伤和椎管受压同样可以通过微创或开放手术得到解决。如果骨性椎管狭窄通过复位和间接整复减压无法改善，则需要通过椎板切除或椎板开窗直接减压进行治疗。

禁忌证

后路微创手术的绝对禁忌证是透视引导下无法找到明确的标记点。这可能发生于严重的肥胖患者或脊柱解剖结构有异常的患者[11]。

病例报道微创技术治疗 C 型骨折，这种骨折通常非常不稳定，可能难以通过后路微创技术获得充分减压和复位。所以，C 型骨折是后路微创固定的相对禁忌证。

■ 后路微创治疗的优势和劣势（表 3.1）

表 3.1 后路微创手术的优缺点

优点	缺点
·软组织损伤小	·学习曲线长
·保存肌肉神经支配	·关节突关节受累
·减少出血	·椎弓根螺钉置入时受辐射剂量较高
·减少手术时间	
·术后疼痛较少	·减压时需要增加切口
·康复快	·限制融合

后路经皮/微创切开技术对软组织损伤较小，因为其皮肤切口较小及术中采用肌间隙或经肌肉入路。Kim 等[12]指出经皮脊柱融合较开放脊柱融合可以明显减少肌肉的损伤。Grass 等[13]分析了胸腰椎骨折患者行微创治疗后的肌电图报告也得出相同的结论。微创入路术中出血较少且行术后输血的可能性较低。最近的研究还表明，相较标准开放入路，微创入路术后疼痛和功能评分更占优势。

然而，使用经皮微创技术也具有一

定的挑战，因为术者经皮置入椎弓根螺钉时必须依赖术中透视，而不是触觉反馈。必须熟记放射标志（例如椎弓根内侧边界）避免螺钉置入位置不良（图 3.2）。

成功治疗胸腰椎骨折的关键是良好复位和冠状面、矢状面的对线良好。经皮微创入路，依据使用内植物的类型不同，对于术中良好的复位和术后维持对线具有挑战性（图 3.3）。有时需要加做前路融合以维持后路复位的稳定。

■ 手术技术

体位

患者插管全麻满意后，俯卧于可透视的手术床。胸下及骨盆下垫枕从而使手术区域过度前凸（图 3.4）。该体位适应于前柱压缩骨折的复位，并且术中可以行正侧位透视，识别放射标记确定进钉点（图 3.5）。如果术中不能良好透视，特别是正位，则必须改行开放手术。

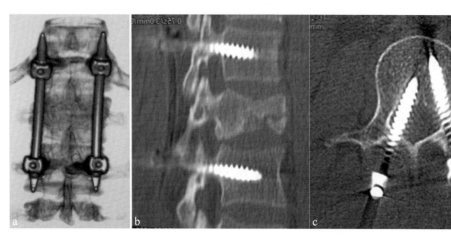

图 3.2 后路微创技术存在的问题。L2 爆裂骨折（AO A4）微创治疗时螺钉置入位置不良，造成 L2 左侧神经根受损，屈髋肌力IV级

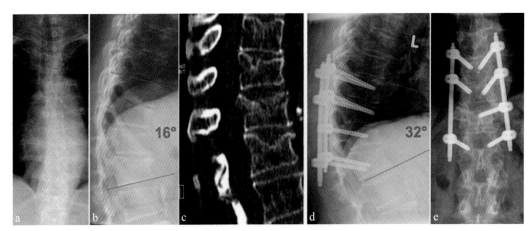

图 3.3　后路微创技术存在的问题。a~c.X 线和矢状位 CT 重建可见多节段下胸椎骨折（T10 AO A1，T11 AO A3，T12 AO A1）。d，e. 术后内植物固定失败，后凸加重

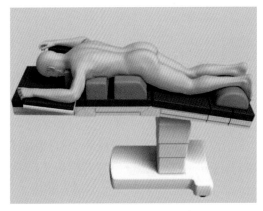

图 3.4　俯卧位手术示例

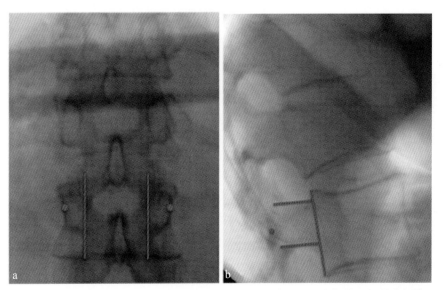

图 3.5　（a）标准的正位和（b）标准的侧位（a）红线指示左右侧椎弓根的内侧缘，红点为正确的椎弓根进钉点。（b）红线指示头侧和尾侧椎弓根及椎体后壁，红点为正确的椎弓根进钉点

入路

Dekutoski 等[14] 推荐两个不同的切口都可以到达皮下间隙：（1）传统椎旁入路，数个小皮肤切口，与椎弓根连成一线，特别适合短节段椎体融合；（2）正中切口，切开皮下向外分离以适应更长的椎体节段，美容效果较好。肌间隙入路（经背长肌）是显露后方骨性结构确定螺钉进钉点的标准入路。还有另外一种选择是 Dekutoski 提出的半开放入路，术中需要分开竖脊肌的多裂肌背长肌部分。但是这种入路创伤较大，需要完全切开筋膜以放置连接棒。

螺钉位置

正位片上使用 Jamshidi® 针（CareFusion Corp., San Diego, CA）或椎弓根锥子来确定正确的置钉位置。右侧椎弓根进钉点位于椎弓根眼的 3 点钟位置，而左侧位于 9 点钟位置。矢状位进钉点应在侧位透视时确定。之后将 Jamshidi 针穿过椎弓根置入椎体。水平内聚调整至目标区域。

正位时针尖应到达内侧皮质（图3.6a），侧位透视确认针尖在矢状面的位置（图 3.6b）。如果针尖已经穿过了椎体后壁，则不太可能穿透椎弓根内壁。之后，穿刺针可以安全置入椎体中心。如果针尖仍位于椎弓根区域，则有可能穿透了内壁。因此，定位针需拔出并在正位透视下重新定位至内聚达到最小。侧位透视确认针尖位于椎体后壁的后方。

确定定位针位置后，用克氏针作为导针将 Jamshidi 针更换为开路器（图3.7a）。这取决于不同类型的内固定，有时需要使用攻丝。之后使用 Seldinger[15] 技术拧入合适长度和直径的螺钉。这需要在侧位透视下进行，以确定克氏针正确置入，注意在进钉过程中克氏针有前倾的趋势[16]（图 3.7 b，c）。确定最终位置后，正位透视以确认螺钉横断面的正确位置（图 3.7d）。

复位

取决于内固定的类型，连接棒自头侧向尾侧及额外的头侧开口或头侧螺钉

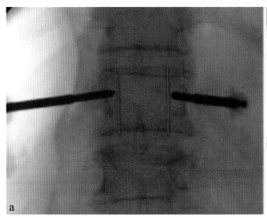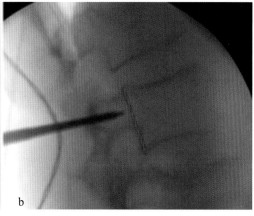

图 3.6　a. 正位上显示已经达到内侧壁。b. 侧位显示针尖位于椎弓根但内聚较大。切忌再向前进针，并减小内聚

的进钉点置入，连接棒需要预弯以适应解剖情况：胸椎后凸，胸腰段直形，腰椎前凸。

Schanz 螺钉

置入 Schanz 钉后，骨夹钳分别固定远近段螺钉（图3.8）。通过头侧切口使用连接棒将两个夹钳连接，之后将整体结构推向脊柱。将连接棒拧紧固定在夹钳上，确定两枚 Schanz 钉之间的距离。两枚尾侧螺钉向头侧倾斜，而两枚头侧螺钉向尾侧倾斜以保持适宜的前凸。如果椎体高度恢复不够，则轻柔地于双侧撑开（或者单侧撑开纠正侧弯）以恢复椎体高度。但是不要过度撑开，特别是 AO 分型 B2 型骨折。复位满意后，使用限力扳手拧紧夹钳并剪断 Schanz 钉。

上开口椎弓根螺钉

前凸/后凸的复位程度与连接棒的预弯程度相关。连接棒沿头侧切口或其他的头侧小切口插入筋膜螺钉中。然后拧紧尾侧螺钉和连接棒。使用单轴上开口螺钉时，术中需要使用撑开装置适当撑开，以恢复椎体后部高度。当拧紧头侧螺钉时，前凸将因连接棒的预弯获得改善。而使用多轴螺钉时必须注意，对于有两个节段骨折的患者，连接棒置入前必须闭合复位良好，否则即使使用复位装置，前凸/后凸也不可能达到良好复位。多轴椎弓根螺钉适合多节段固定。确认脊柱力线良好后，使用限力扳手拧紧，最后移除螺钉撑开器。

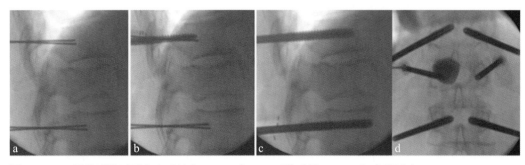

图 3.7 a~c.侧位透视下置入克氏针和 Schanz 钉。d.正位确认 Schanz 钉内聚适宜

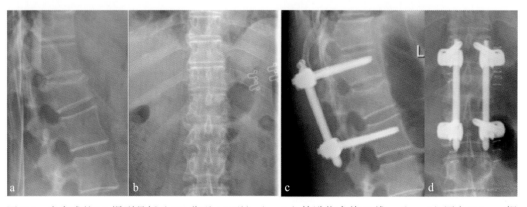

图 3.8 未完成的 L1 爆裂骨折（AO 分型 A3 型）（a，b）俯卧位术前 X 线、（c，d）固定 Schanz 螺钉矫正后凸畸形的术后 X 线片

切口缝合及术后处理

伤口冲洗干净后，筋膜及皮下组织均使用可吸收缝线缝合。皮肤缝合时可选择皮内缝合、皮肤黏合或皮肤缝合钉。如果筋膜下有出血，则在筋膜下放置引流管并于 48 小时后拔除。

如果无需加做前路手术，患者术后一日便可活动。由于缺少使用支具的文献支持[17, 18]，所以患者术后一般无需支具保护。为了防止内固定失败，经皮内固定物在术后 6~12 个月确认骨折愈合后才能取出。

并发症

术中最重要的并发症是椎弓根骨皮质破裂。螺钉置入偏内可造成神经损伤，偏外则可导致螺钉把持力不足及螺钉固定失败。穿透前侧皮质会增加血管损伤风险，造成原发性腹膜后 / 胸腔出血。如果螺钉靠近动脉血管（例如主动脉），可能会造成继发性血管损伤。如果进钉点过于偏内，则可使小关节受累，增加邻近节段退变的风险。为了避免螺钉置入失败，术者必须熟悉解剖结构。术前必须仔细审阅 CT 平扫，了解椎弓根有无发育异常、椎弓根的大小位置及角度，术中使用标准的定位影像。如果术者不能确认放射或解剖标记，使用导航或开放入路可以降低螺钉错误置入的风险。

当使用克氏针经皮穿刺定位时，应当密切关注克氏针的位置变化。如果克氏针弯曲，则不应重复再用。特别是当使用 Seldinger 技术时，弯曲的克氏针可能在拧入螺钉的时候向前推移，穿透前方骨皮质。

皮肤切口的长度根据内植物的类型而定，一般在 1.5~2.5 cm 之间。切口太小，撑开器置入时可能会造成皮肤坏死，以至于出现伤口愈合不良或瘢痕愈合。

置入连接棒时，术者应仔细检查确认连接棒插入筋膜下。如果筋膜夹在钉头和连接棒之间（图 3.9）则会引起严重的下腰痛。但是术中有时很难察觉。总之，术者应警惕患者在排除其他内植物并发症存在的情况下主诉严重的局部疼痛，说明可能存在筋膜卡压。如果发生，则需要进行手术翻修。

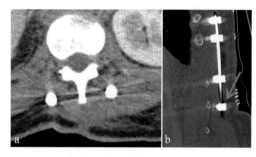

图 3.9 患者术后严重背痛。（a）轴位和（b）矢状位 CT 显示筋膜卡压（红色箭头）于右下螺钉，需要翻修以松解筋膜

循证医学结果

术中影像及螺钉错误置入

胸腰椎创伤患者的后路微创手术中，必须进行术中透视。Park 等[19]使用 C 臂机术中正位透视克氏针的位置。术后 CT 分析 172 枚螺钉的置入位置。发现 18% 的螺钉穿透了皮质，2.9% 的螺钉穿透皮质的距离 >2 mm。

两台 C 臂可以减少反复切换正侧位

的操作时间。Heintel 等[20] 前瞻性研究评估了术中使用C臂的安全性和可行性。对 111 名患者共 502 枚经皮椎弓根螺钉的置入进行了术后评估。术后 CT 评估表明85%的螺钉长度优良，98%的螺钉位置优良。只有 1 枚螺钉因置入偏内导致神经功能障碍需要手术翻修。Raley 和 Mobbs[16] 回顾性分析了 424 枚经皮椎弓根螺钉，发现90.3%的螺钉置钉正确，9.7%T4–S1 的螺钉置入不良。仅 4% 的螺钉突破皮质距离 >2 mm（2 级及 3 级）。Raley 和 Mobbs 总结发现相较开放入路徒手操作，C臂引导经皮螺钉置入可以显著降低手术失误率。

随着术中导航的广泛使用以及导航技术在开放式椎弓根螺钉置入中取得的良好结果，术中 CT 导航也在微创领域逐渐广泛应用。其优势可以减少患者和医师的放射暴露。Eck 等[21] 调查了 O 型臂导航(Medtronic, Memphis, TN)的精确度。发现 20 枚腰椎螺钉没有 1 例向内侧穿透骨皮质，2 枚（10%）穿透外侧皮质。30 枚胸椎螺钉，3 枚（10%）穿透内侧皮质，17 枚（56.7%）穿透外侧皮质。作者总结腰椎骨折使用 O 型臂导航可以确保安全置钉，但是胸椎骨折时要相对小心。相反，Kim 等[22] 报告的胸椎螺钉经 O 型臂导航 96.6% 置钉正确；290 个螺钉中 10 枚置钉错误，5 枚穿透外侧皮质，4 枚穿透内侧皮质，1 枚穿透前方皮质。90% 为 1级或 2 级且所有的内侧穿透均为 I 级。此外，作者还发现使用 O 型臂手术时放射暴露的辐射剂量更低。

有文献报道经皮椎弓根螺钉会对小关节产生影响[23~26]。小关节受累会使临近节段出现问题，特别是在腰椎，而导航系统可以减少小关节受累的风险。Tian等[27]和 Yson[28] 研究使用计算机辅助导航开放进行椎弓根螺钉置入时小关节受累的发生率显著低于导航下经皮椎弓根螺钉置入。

导航下经皮置钉通常需要增加辅助切口放置基座。Ohnsorge 等[29] 在 10 位患者中评估了动态参考基座（DRB）的使用情况。动态参考基座可以使用粘胶膜贴附于皮肤，不需要使用另外的辅助切口，从而使操作简化和方便。von Jako等[30] 分析了术中影像与电磁（EM）导航融合技术。解剖研究比较电磁导航和传统透视下导针置钉，两者准确性相似，但电磁导航组可显著减少辐射暴露。此外，作者总结导航系统辅助微创椎弓根置钉时克氏针定位准确性高且明显减少术中透视时间。

目前的文章可以总结出：椎弓根螺钉在 C 臂引导下可以安全置入。与传统开放手术相比，椎弓根骨折的发生率并无明显差异，但腰椎小关节受累率较高。导航微创手术的应用不仅减少患者和术者的辐射剂量，还减少小关节受累及错误置钉的发生率。但在经皮胸椎置钉时，术中需要密切关注其安全性。

临床及影像学结果

胸腰椎骨折经皮固定术变得越来越重要。有研究分析了经皮后路手术治疗创伤性胸腰椎骨折的临床和影像学预后情况。但是对比开放入路和经皮入路区别的研究相对较少。

Wang 等[31] 回顾性分析了 100 位创

伤性胸腰椎骨折患者；22 位接受了微创短节段 4 钉固定（MIF4），39 位接受了微创短节段 6 钉固定（MIF6），39 位接受了后路开放短节段固定（OPF4）。MIF4/MIF6 组在术中失血量、住院时间、手术时间、术后疼痛评分（VAS）和 Oswestry 障碍评分（ODI）等明显低于 OPF 4 组（$P < 0.05$），经皮 6 钉固定组的复位丢失最少。Lee 等[32] 回顾性比较了经皮短节段固定（32 例）及开放短节段固定后外侧融合（27 例）治疗爆裂骨折的术后疗效。两组术后局部后凸均得到明显改善，均未发现明显的复位丢失。但在术后 6 个月内，经皮组的 VAS 评分和下腰痛评分均较低。但两组的最终预后无明显区别。

Grossbach 等[33] 前瞻性分析屈曲—牵张型损伤患者行开放置钉融合术（27 例）及经皮螺钉固定术（11 例）的术后效果。二者 ASIA 评分和后凸成角程度均无明显区别。但微创组可减少手术时间及术中出血。

Ma 等[34] 回顾性分析了 44 例不完全爆裂骨折（AO 分型 A3 型）及完全爆裂骨折（AO 分型 A4 型）的患者，分别接受传统开放手术（20 例）和经皮微创手术（44 例）。除了经皮手术组术后一周 VAS 评分较低外，术后 1 年的 VAS 评分及术前、术后椎体后凸程度两组间没有明显差异。

Huang 等[35] 也报道了相同的结果，他们评估了 60 位胸腰椎爆裂骨折的患者，经皮治疗及传统开放治疗各 30 例。经皮组失血量更少，住院时间更短，软组织剥离更少，三个月时疼痛评分更低。随访结束时，两组在疼痛评分、椎体高度、后凸成角及椎管侵占方面没有显著差异。

双节段骨折使用多轴螺钉治疗时应特别注意。Blondel[36] 报告使用多轴螺钉而不使用单轴螺钉，则矢状位矫形效果不佳。

此外，Krüger 等[37] 报告多轴螺钉维持复位的力量不足。因此，术者应考虑加做前路融合以防止复位丢失，特别是对于已行后路多轴椎弓根螺钉固定的患者。

基于目前的研究我们相信微创手术治疗胸腰椎骨折是安全的。它的优势在于切口并发症发生率较低。在术后早期，VAS 评分低则意味着术后康复更快。但是终末随访有无差异，目前还不得而知。无论是开放入路还是微创入路，术后均会发生内固定复位丢失。但经皮短节段固定多使用多轴螺钉，难以维持术中复位，如果不加做前路融合则后凸复发的风险会增高。

总之，微创后路固定可以达到良好的复位并且维持稳定复位，是一种有用的技术。但仍需长期随访的随机对照研究进一步验证。

▓ 病例一

42 岁女性，高速摩托车事故（图 3.10 a~f）。放射影像学提示 L1 钳夹型骨折（AO 分型 A2），L3 上终板不完全爆裂骨折（AO 分型 A3），右侧骶孔骨折（图 3.10 g）。未发现神经损伤。患者接受了 T12–L2–L4 Schanz 钉经皮固定。为了可以早期取出内固定，加做了 L2–L3 节段前路融合（图 3.10 h~j）。核磁检查提示椎间盘破裂。骶骨骨折用临时骶髂关节螺钉固定（图 3.10 k，l）。伤后 8 个月取出内固定，2 年随访临床及影像学结果均良好。

病例二

65 岁老年男性，摔伤导致胸椎剧烈疼痛（图 3.11 a，b）。患者神经功能正常（ASIA E 级）。仰卧位 X 线（图 3.11 c~e）和 CT 提示 T9–T10 过伸损伤（AO 分型 B3 型）及脊柱强直合并严重的肋骨骨折。患者使用多轴螺钉经皮固定 T8–T9 及 T11–T12（图 3.11 f，g）。术后 12 个月 X 线见冠状位及矢状位对线良好，未发现明显的螺钉松动。

本章小结

微创技术治疗胸腰椎创伤减少了传统后路开放手术切口并发症的发生率。后路微创固定的最佳适应证是 Chance 骨折（AO 分型 B1 型），其特点是水平走行的椎体损伤，后方张力带因过伸损伤而不完整。AO 分型 A2，A3，A4，B2，B3 型骨折也可使用后路微创固定。应仔细评估前方载荷状况以决定是否加做前路融合以防止后路微创固定失败。术者必须熟悉解剖结构避免置钉失败及相关并发症。脊柱导航可以提高手术的安全性并减少术中的辐射暴露（特别是腰椎手术）。

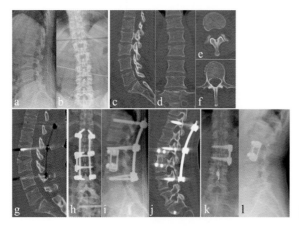

图 3.10　病例一

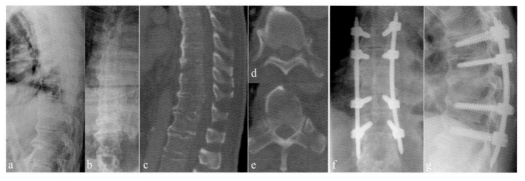

图 3.11　病例二

要点

- 经皮椎弓根螺钉固定较传统开放手术具有出血少、术后疼痛轻且住院时间短等优势。
- Schanz 钉和多轴上开口螺钉在复位固定和维持复位方面的功能不同。

难点

- 仔细分析术中影像，避免置钉失败。
- 如果未行前路支撑或闭合复位不满意，使用多轴螺钉短节段固定必须非常小心。
- 弯曲的克氏针在攻丝或拧入螺钉时可能会发生断裂或向前移位。

■ 参考文献

5 篇 "必读" 文献

1. Reinhold M, Knop C, Beisse R, et al. Operative treatment of 733 patients with acute thoracolumbar spinal injuries: comprehensive results from the second, prospective, Internet-based multicenter study of the Spine Study Group of the German Association of Trauma Surgery. Eur Spine J 2010; 19: 1657-1676

2. Magerl FP. Stabilization of the lower thoracic and lumbar spine with external skeletal fixation. Clin Orthop Relat Res 1984; 189: 125-141

3. Dick W. [Internal fixation of the thoracic and lumbar vertebrae]. Aktuelle Probl Chir Orthop 1984; 28: 1-125

4. Waschke A, Hartmann C, Walter J, et al. Denervation and atrophy of paraspinal muscles after open lumbar interbody fusion is associated with clinical outcome-electromyographic and CT-volumetric investigation of 30 patients. Acta Neurochir(Wien)2014; 156: 235-244

5. Vanek P, Bradac O, Konopkova R, de Lacy P, Lacman J, Benes V. Treatment of thoracolumbar trauma by short-segment percutaneous transpedicular screw instrumentation: prospective comparative study with a minimum 2-year follow-up. J Neurosurg Spine 2014; 20: 150-156

6. Vaccaro AR, Oner C, Kepler CK, et al; AOSpine Spinal Cord Injury & Trauma Knowledge Forum. AOSpine thoracolumbar spine injury classification system: fracture description, neurological status, and key modifiers. Spine 2013; 38: 2028-2037

7. Vaccaro A. Thoracolumbar injury classification and scoring system. J Neurosurg Spine 2008; 9: 574-575, discussion 575

8. McCormack T, Karaikovic E, Gaines RW. The load sharing classification of spine fractures. Spine 1994; 19: 1741-1744

9. Gnanenthiran SR, Adie S, Harris IA. Nonoperative versus operative treatment for thoracolumbar burst fractures without neurologic deficit: a meta-analysis. Clin Orthop Relat Res 2012; 470: 567-577

10. Verheyden AP, Hölzl A, Ekkerlein H, et al. [Recommendations for the treatment of thoracolumbar and lumbar spine injuries]. Unfallchirurg 2011; 114: 9-16

11. Kim M-C, Chung H-T, Cho J-L, Kim D-J, Chung N-S. Factors affecting the accurate placement of percutaneous pedicle screws during minimally invasive transforaminal lumbar interbody fusion. Eur Spine J 2011; 20: 1635-1643

12. Kim D-Y, Lee S-H, Chung SK, Lee H-Y. Comparison of multifidus muscle atrophy and trunk extension muscle strength: percutaneous versus open pedicle screw fixation. Spine 2005; 30: 123-129

13. Grass R, Biewener A, Dickopf A, Rammelt S, Heineck J, Zwipp H. [Percutaneous dorsal versus open instrumentation for fractures of the thoracolumbar border. A comparative, prospective study]. Unfallchirurg 2006; 109:

297-305

14. Dekutowski MB, Pichelmann M, Clark M Posterior approaches for minimally invasive treatment of spinal fractures. In Härtl R, Korge A. Minimally Invasive Spine Surgery-Techniques, Evidence, and Controversies. New York: Thieme; 2013: 223-241

15. Pingel A, Kandziora F, Hoffmann C-H. Osteoporotic L1 burst fracture treated by short-segment percutaneous stabilization with cement-augmented screws and kyphoplasty(hybrid technique). Eur Spine J 2014; 23: 2022-2023

16. Raley DA, Mobbs RJ. Retrospective computed tomography scan analysis of percutaneously inserted pedicle screws for posterior transpedicular stabilization of the thoracic and lumbar spine: accuracy and complication rates. Spine 2012; 37: 1092-1100

17. Chang V, Holly LT. Bracing for thoracolumbar fractures. Neurosurg Focus 2014; 37: E3

18. Alcalá-Cerra G, Paternina-Caicedo AJ, Díaz-Becerra C, Moscote-Salazar LR, Fernandes-Joaquim A. Orthosis for thoracolumbar burst fractures without neurologic deficit: A systematic review of prospective randomized controlled trials. J Craniovertebr Junction Spine 2014; 5: 25-32

19. Park DK, Thomas AO, St Clair S, Bawa M. Percutaneous lumbar and thoracic pedicle screws: a trauma experience. J Spinal Disord Tech 2014; 27: 154-161

20. Heintel TM, Berglehner A, Meffert R. Accuracy of percutaneous pedicle screws for thoracic and lumbar spine fractures: a prospective trial. Eur Spine J 2013; 22: 495-502

21. Eck JC, Lange J, Street J, Lapinsky A, Dipaola CP. Accuracy of intraoperative computed tomography-based navigation for placement of percutaneous pedicle screws. Global Spine J 2013; 3: 103-108

22. Kim TT, Drazin D, Shweikeh F, Pashman R, Johnson JP. Clinical and radiographic outcomes of minimally invasive percutaneous pedicle screw placement with intraoperative CT(O-arm)image guidance navigation. Neurosurg Focus 2014; 36: E1

23. Patel RD, Graziano GP, Vanderhave KL, Patel AA, Gerling MC. Facet violation with the placement of percutaneous pedicle screws. Spine 2011; 36: E1749-E1752

24. Babu R, Park JG, Mehta AI, et al. Comparison of superior-level facet joint violations during open and percutaneous pedicle screw placement. Neurosurgery 2012; 71: 962-970

25. Jones-Quaidoo SM, Djurasovic M, Owens RK II, Carreon LY. Superior articulating facet violation: percutaneous versus open techniques. J Neurosurg Spine 2013; 18: 593-597

26. Park Y, Ha JW, Lee YT, Sung NY. Cranial facet joint violations by percutaneously placed pedicle screws adjacent to a minimally invasive lumbar spinal fusion. Spine J 2011; 11: 295-302

27. Tian W, Xu Y, Liu B, et al. Lumbar spine superiorlevel facet joint violations: percutaneous versus open pedicle screw insertion using intraoperative 3-dimensional computer-assisted navigation. Chin Med J(Engl)2014; 127: 3852-3856

28. Yson SC, Sembrano JN, Sanders PC, Santos ERG, Ledonio CGT, Polly DW Jr. Comparison of cranial facet joint violation rates between open and percutaneous pedicle screw placement using intraoperative 3-D CT(O-arm)computer navigation. Spine 2013; 38: E251-E258

29. Ohnsorge JAK, Salem KH, Ladenburger A, Maus UM, Weisskopf M. Computer-assisted fluoroscopic navigation of percutaneous spinal interventions. Eur Spine J 2013; 22: 642-647

30. von Jako RA, Carrino JA, Yonemura KS, et al. Electromagnetic navigation for percutaneous guide-wire insertion: accuracy and efficiency compared to conventional fluoroscopic

guidance. Neuroimage 2009; 47(Suppl 2): T127-T132

31. Wang H, Zhou Y, Li C, Liu J, Xiang L. Comparison of open versus percutaneous pedicle screw fixation using the sextant system in the treatment of traumatic thoracolumbar fractures. J Spinal Disord Tech 2014 Jul 11. [Epub ahead of print]

32. Lee J-K, Jang J-W, Kim T-W, Kim T-S, Kim S-H, Moon S-J. Percutaneous short-segment pedicle screw placement without fusion in the treatment of thoraco lumbar burst fractures: is it effective?: comparative study with open short-segment pedicle screw fixation with posterolateral fusion. Acta Neurochir(Wien)2013; 155: 2305-2312, discussion 2312

33. Grossbach AJ, Dahdaleh NS, Abel TJ, Woods GD, Dlouhy BJ, Hitchon PW. Flexion-distraction injuries of the thoracolumbar spine: open fusion versus percutaneous pedicle screw fixation. Neurosurg Focus 2013; 35: E2

34. Ma Y-Q, Li X-L, Dong J, Wang H-R, Zhou X-G, Li G.[Comparison of percutaneous versus open monosegment instrumentation in the treatment of incomplete thoracolumbar burst fracture]. Zhonghua Yi Xue Za Zhi 2012; 92: 904-908

35. Huang Q-S, Chi Y-L, Wang X-Y, et al. [Comparative percutaneous with open pedicle screw fixation in the treatment of thoracolumbar burst fractures without neurological deficit]. Zhonghua Wai Ke Za Zhi 2008; 46: 112-114

36. Blondel B, Fuentes S, Pech-Gourg G, Adetchessi T, Tropiano P, Dufour H. Percutaneous management of thoracolumbar burst fractures: Evolution of tech-niques and strategy. Orthop Traumatol Surg Res 2011; 97: 527-532

37. Krüger A, Rammler K, Ziring E, Zettl R, Ruchholtz S, Frangen TM. Percutaneous minimally invasive instrumentation for traumatic thoracic and lumbar fractures: a prospective analysis. Acta Orthop Belg 2012; 78: 376-381

4

胸腰椎骨折前路微创手术

原著　Philipp Schleicher, Matti Scholz, Frank Kandziora
翻译　孙垂国　陈仲强

■ 引言

微创技术为胸椎及胸腰段（T4–L2）和腰椎（L2–L4）骨折的治疗提供了新的方法。胸椎和胸腰段骨折可通过视频辅助小切口开胸术或全内镜入路—视频辅助胸腔镜（VAT）协助治疗。后者主要适合无内固定植入的情况，因为所有内植物都需要通过胸腔小切口置入。

左侧腹膜后的微创入路可以治疗 L4 节段以上的腰椎骨折。L4–L5 和 L5–S1 节段很难通过前路手术完成，但可以通过直肠旁入路进行治疗。

■ 术前计划和设备

胸腰椎骨折术前计划的关键问题是：

· 哪些节段需要治疗?
· 大血管的位置（例如主动脉）?
· 膈肌与脊柱相连接的位置?

解决了以上问题也就决定了术中采用哪种入路及从哪一侧进行手术。经胸入路，无论视频辅助或全内镜操作，都可以解决从 T4–L1/L2 的问题。而对于 T4–T7 节段损伤，右侧入路更为理想，

因为主动脉弓和心脏均位于左边，术中会阻碍上胸椎段的操作。T10–L2 节段的损伤，使用左侧入路更为合理，因为术中强韧的主动脉壁比脆弱的腔静脉壁更容易处理。T8–T10 节段的损伤，左右侧入路均可采用。可以根据术前 CT 扫描的情况，确定主动脉血管的位置再选择合适的手术入路。

对于 L2–L4 节段的损伤，不需要经胸开放手术治疗，通过腰椎腹膜后入路可以完成治疗。通常采用左侧入路，因为主动脉比脆弱的腔静脉更容易处理。特殊情况下,对于右侧病变(肿瘤或感染)或翻修病例,也可以选择右侧入路进行治疗。

表 4.1 总结了不同节段胸腰椎骨折的标准手术入路。

表 4.1　前路微创治疗的标准入路总结

节段	入路
T4–T8	右侧经胸入路
T8–T10	右侧或左侧经胸（取决于主动脉的位置）入路
T10–L2	左侧经胸入路
L2–L4	左侧腹膜后入路

选择胸腰椎微创前路手术，术中需要准备一些特殊的器械。所有入路都需要用到自动牵开拉钩系统（例如SynFrame, Synthes, West Chester, PA），牵开范围是 60~140 mm。带有冷光源和镜头的胸腔镜系统也是必需的，特别是对于腹膜后入路。这套系统如果能安装在牵开钩上，则可以为手术操作提供稳定的画面。对于全内镜技术，扇叶样折叠内镜牵开器是必需的。

需要准备不同型号的常规脊柱手术器械（例如 Cobb 骨膜起子，棘突咬骨钳，椎板咬骨钳，环形骨刀，骨刀，双极镊子，电刀等）。术前应评估内固定器械是否适用于微创手术。

■ 麻醉

无论是全内镜或小切口经胸手术均存在通气的问题。所有的全内镜或涉及 T10 以上的手术，术中都需要单肺通气。这无疑会增加术中气管插管脱落的风险并延长麻醉的时间。

T10 节段以下的小切口手术，可以实施双肺通气，但呼气末正压通气（PEEP）越低越好。

术中将肺组织轻柔地移向头侧暴露术野。单肺通气，减少 PEEP 及外力压迫肺组织可能会导致医源性通气 – 灌注不匹配，导致动脉血气改变，血氧含量减少。术后发生胸腔积液和肺不张较多见，建议术前评估进行肺功能检查。并进行多次动脉血气分析检测呼吸情况。预期失血 500~1 500 mL 时应注意术中控制血流动力学[1, 2]。

体位

根据所选择的手术入路，患者术中可取左 / 右侧卧位。术中需使用明胶海绵妥善保护受压部位。特别关注腓骨头（腓总神经）及腋部（臂丛神经）的受压情况，因为这些部位发生潜在性损伤的风险很大。上肢置于前伸并轻度外展位，避免过度外展，防止牵拉损伤臂丛神经并且为胸腔镜的操作预留空间。

大腿轻微屈曲以减少腰大肌张力，同时便于术中活动。大转子置于手术床关节处，以便根据术中需要增大肋间或肋弓与髂嵴之间的距离，并且有利于身材矮小患者的术中显露。

在摆体位和消毒铺单时，确保 C 臂的活动不受限制。

术者站在患者背侧，助手站在患者的前方，护士站在助手旁边。

透视显示器和胸腔镜显示器放置于患者足侧，便于整个手术团队都能看到术中图像（图 4.1）。

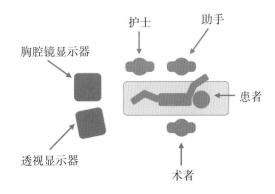

图 4.1　手术室术中概况。术者位于患者的背侧，助手站在术者对面。透视显示器和胸腔镜显示器放置于患者足侧

小切口经胸入路

定位和皮肤切口

透视下确认骨折的节段和邻近的椎体。皮肤上标记受累椎体的前后边界和上下终板的位置。如果进行两节段固定（次全切除术），切口自受累椎体的上位椎体下终板后缘至下位椎体上终板前缘。如果行单节段固定，切口从上位椎体后壁中点至受累椎体的前壁中点。

皮肤切口必须沿着肋骨走行。皮肤切口通常不长于 4~8 cm。

手术准备

首先逐层切开皮肤、皮下组织、背阔肌深层及前锯肌直至显露肋骨。于肋骨的上缘切开肋间肌。随后切开壁层胸膜，注意不要伤及肺组织。插入肋骨撑开器以完全显露胸腔。

此时，降低 PEEP 或行单肺通气。

沿小切口插入胸腔镜，检查胸腔内是否有粘连或解剖变异。将肺移向头端并用挡板挡开。建立胸腔镜通道，最好放置于距离切口 2 倍肋间隙距离的位置。如果骨折部位在 T7 及以上，则胸腔镜通道通常位于切口的尾侧。如果骨折低于 T7，则胸腔镜通道则位于切口的头侧。前后位上，经典的胸腔镜通道应与小切口平齐。如果要切除后壁，则应选择更靠前的位置（图 4.2）。

做 2 cm 的穿刺切口，在胸腔镜监视下切开肋间肌和壁层胸膜，于肋骨的上缘切开，避免损伤肋间血管和神经。插入钝头穿刺器，随后将胸腔镜插入新建立的通道中并固定拉钩系统。

此时，膈肌和肺会对脊柱的进一步观察造成干扰。用自动牵开钩将其轻柔牵开。术中使用剥离子探查并仔细分清脊柱的前缘和前方的大血管，随后用另一拉钩将其轻柔拉开。

最后显露并确认目标椎体。注意有无骨折出血或解剖变异，例如突出的骨赘。将克氏针插入并通过透视确认位置

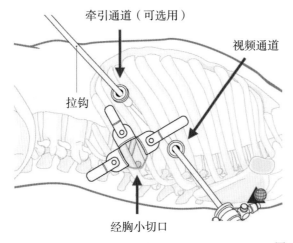

图 4.2　小切口手术的切口和通道位置

是否正确。在椎体前后缘中点用电刀沿脊柱长轴切开壁层胸膜。在椎间盘水平较容易切开，因为该部位呈现出没有血管的"小山样"结构。有助于避免损伤节段血管引起的突然出血，否则会像小溪一样沿着椎体中间的"峡谷"溢出。术中需要使用纱布剥离子钝性分离并钳夹止血。

L1 以下节段进行手术，通常需要分离膈肌。一般做半圆形切开而非沿直径切开以避免发生膈疝或膈肌麻痹。

术中显露满意后，需要进一步识别重要的解剖标志，例如受累椎体的前缘、上下椎间盘的位置及肋椎关节等。

切除骨折 / 受累椎体

为避免术中出血较多，应从椎间盘开始切除。一般远离前方的大血管，由前向后依次切开，用平头 Cobb 骨膜起子将椎间盘与终板分离。随后用咬骨钳和椎板钳将其分别移除。椎间盘切除后，用咬骨钳及椎板钳将椎体的骨折部分移除。有时需要使用骨刀移除骨块。弥漫性松质骨出血会增加术中出血量，必要时应使用止血药物。

切除椎体后壁并行椎管前方减压

一般有 2 种方法可以安全移除椎体后壁并从前方进行椎管减压—经椎弓根前方减压和经滋养孔前路减压。

经椎弓根前方减压

椎板钳去除肋骨头，拉钩拉开神经根孔和神经根，小心切除椎弓根。此时显露出硬膜和椎体后壁，随后用神经剥离子将其分离，最后切除后壁。

经滋养孔前路减压

次全切除完成后可以选择这种术式。使用钝头拉钩，暴露椎体后壁中心的滋养孔。探查滋养孔周围是否有硬膜粘连。随后用 2 mm 椎板钳扩大滋养孔进而切除后壁。

该术式的术中失血量通常较大。

切口闭合

如果术中切开了膈肌，应使用单纤维可吸收线进行缝合［例如聚二氧六环酮（PDS）1 号线］。松开牵引钩并确定组织内是否有隐匿性出血。移除胸腔镜，并放置胸腔引流管至后隐窝以引流术后出血和胸腔积液。如果有必要，另一根引流管应放置于胸腔尖部以备术后气胸的引流。术后疼痛管理，可经皮放置胸腔导管并持续使用局麻药。

最后冲洗胸腔，膨肺检查确定是否漏气，肋骨闭合但不应过紧，闭合胸壁筋膜。

■ 视频辅助全胸腔镜入路（T4–L2）

定位及通道放置

与小切口手术一样，通过透视确认受累椎体及邻近椎体。并在皮肤上标记前后缘及上下终板。

全内镜技术需要 4 个通道：

1. 工作通道
2. 视频通道
3. 牵引通道
4. 吸引通道

工作通道位于与受累椎体相交的肋骨上缘。切口长度取决于使用的器械直径。建立第 1 个通道后，在胸腔镜控制下建立其余通道。如同上文所述，视频通道与小切口技术一样，与工作通道间隔 2~3 个肋间隙。偏前的通道利于观察后壁。牵引通道在工作通道前方 10~15 cm 处。吸引通道位于视频与牵引通道之间（图 4.3）。

准备工作与器械与前文描述的小切口技术一样。

微创腰椎手术（L2-L4）

与小切口技术类似，透视下确认骨折椎体及邻近椎体。在体表标记前后缘和上下终板。如果做双节段固定（次全切），切口自受累椎体的上位椎体下终板后缘至受累椎体的下位椎体上终板前缘。如果做单节段固定，切口自受累椎体上位椎体后壁中点至受累椎体前壁中点。

切开皮肤及皮下组织，插入拉钩牵开周围的软组织。腹壁肌肉共有 3 层：腹外斜肌、腹内斜肌及腹横肌。术中逐层暴露分别依肌纤维走行依次切开。前两层钝性游离并牵开。最后，小心打开腹横肌筋膜避免损伤腹膜。术中可使用手指钝性分离肌肉和腹膜。腹膜后脂肪是确认层次正确的标志。

椎前准备

此时可触及被腰大肌覆盖的脊柱。有 2 种方法逐层显露：

· 经典方法是通过前方入路将腰大肌从脊柱上分离下来，然后将肌肉移向后方。节段血管的处理如前所述，大血管（主动脉和腔静脉）小心牵向内侧。最后用自动拉钩将周围的肌肉和血管牵开。

· 经腰大肌入路，术中沿肌纤维钝性分离腰大肌。为避免腰丛损伤，于肌肉的前三分之一进行分离并行神经监测。随后将拉钩插入肌肉之间以显露术野。

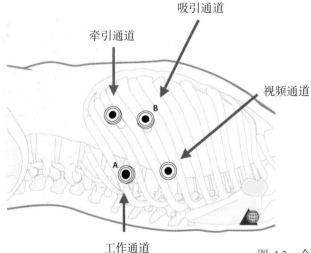

图 4.3　全内镜通道建立。辅助吸引通道或多用途通道定位于牵引通道及视频通道之间

两种方法都可暴露大约椎体周径的一半，另一半却无法显露。

随后行椎体切除与之前描述的小切口切除技术相同。

切口闭合

留置一枚硅胶引流管。严密缝合腹横筋膜避免术后发生小肠疝气。间断缝合肌肉组织。

■ 常见并发症

前路大血管损伤的发生率约为1%[3]。如果术中无明显出血而血流动力学不稳定，则可能是因为牵拉损伤了膈肌下的脾脏或拉钩牵开导致静脉闭塞使静脉回流降低[4-6]。术后肋间神经痛的发生率约12.9%[5]。肺脏并发症（肺不张、胸腔积液、残余气胸等）发生率2%~3%[7, 8]。术中仔细轻柔操作、标准胸腔置管及呼吸锻炼可以帮助减少术后并发症的发生。腰椎微创手术中，腰大肌受到挤压可能导致横纹肌溶解和急性肾衰竭。其发生率可达1.5%[9]。

胸导管损伤和膈疝比较罕见（<1%），但处理起来却相当棘手[8, 10-12]。

■ 技术比较

小切口胸椎手术适用于需要进行内固定的患者，而胸腔镜手术则适合不需要进行内固定的患者[13]。下面重点介绍小切口技术与传统开放技术及全内镜技术的比较。与传统开放手术相比，小切口手术术后疼痛较轻，肺功能及肩胛胸关节功能也较好[14-17]，出血量更少但其融合率无明显区别[18]。与全内镜手术相比，二者在术中出血量、手术时间及放射结果上没有区别[14]。全内镜手术花费较高而且学习曲线较长[14, 15, 19]。全内镜手术缺乏手感反馈的信息，只有二维图像，术中需要手眼配合并想象立体三维图像进行操作。

■ 典型病例

34岁男性由马上摔下导致L1骨折。骨折AO分型A3型，上终板爆裂。先行后路经皮短节段固定。术后X线提示有轻微的后凸畸形（图4.4）。考虑到由于椎间盘退变及骨折椎体发生沉降，后凸畸形有进一步加重的可能，故建议加做前路固定手术。

术中行单节段髂骨移植前路融合及前路角稳定接骨板固定术，使用胸腔镜辅助下微创手术（图4.5）。术后三个月，患者恢复至术前水平，X线提示脊柱力线良好（图4.6）。

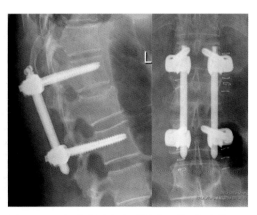

图4.4　经皮后路固定术后标准X线。仍有约6°后凸畸形，此节段应与终板平行

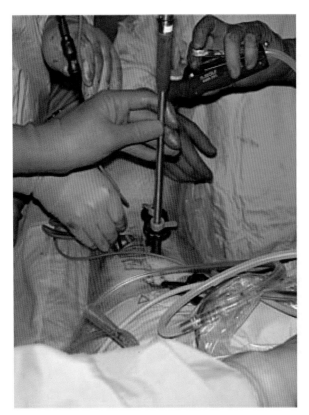
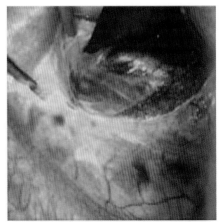
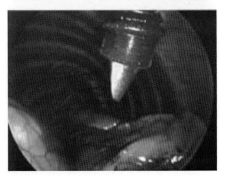

图 4.5　术中所见，胸腔镜手术可以降低入路相关并发症的发生率

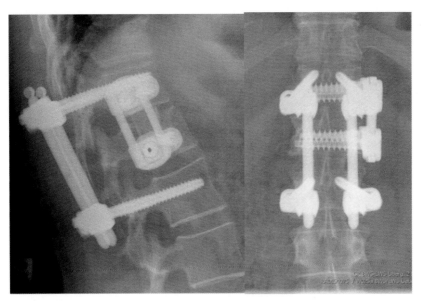

图 4.6　前路融合术后 3 个月随访标准 X 线片。无明显复位丢失，受累节段已恢复至接近生理曲度

单肺通气或肺内分流。

要点

◆ 微创前路手术是治疗胸腰椎骨折比较安全、成熟的技术。

◆ 特殊的器械及手术团队是保证良好预后的基础。

◆ 特殊的麻醉方法包括单肺通气和低水平 PEEP。

◆ 手术入路的选择取决于目标节段，血管解剖及内固定的类型。

◆ 已有的证据表明微创技术比传统开放技术的预后更好。

难点

◆ 术前准确定位椎体及选择合适的工作通道和视频通道是手术成功的关键，因为定位如果出现微小偏差将会对术野的观察产生极大影响。

◆ 术者在术中应时刻关注大血管的位置，一旦损伤可能会危及生命。模拟训练可以帮助术者处理这种严重的并发症。

◆ 如果肋骨闭合过紧，可能会影响到肋神经，造成肋间神经痛。另一种保护肋间神经的方法是在下位肋骨上钻 3 mm 的孔，然后经骨孔缝合。

■ 本章小结

通过微创前侧入路有 3 种技术能到达受累的胸腰椎：视频辅助小切口手术（T4–L2），全内镜技术（T4–L2），小切口腹膜后入路技术（L2–L4）。入路的选择取决于脊柱的节段和横断面上脊柱病变的部位。

麻醉需要注意开胸和挤压肺组织发生的与通气—氧合相关的并发症，例如单肺通气或肺内分流。

术中需要特殊的自动拉钩系统、具有冷光源和高分辨率摄像头的胸腔镜系统以及合适的手术工具和器械。

术中通常采用侧卧位。术前仔细制订术前计划并确定切口的位置。

透视下确认切口位置。辅助切口包括视频通道、牵引通道及吸引通道。切口的位置依患者解剖及入路的类型和节段来决定。

术中显露过程中，术者应时刻关注大血管的位置变化。

常见的并发症包括肋间神经痛、肺脏并发症及大血管损伤。

对于经验丰富的术者，采用小切口前路胸腰椎脊柱手术是安全的，可以明显减少软组织损伤及降低术后切口并发症的发病率。但学习曲线较长且需要经历严格的专业训练。

■ 参考文献

5 篇 "必读" 文献

1. Ray WZ, Schmidt MH. Thoracoscopic vertebrectomy for thoracolumbar junction fractures and tumors: surgical technique and evaluation of the learning curve. J Spinal Disord Tech 2013 Nov 8. [Epub ahead of print]

2. Krisht KM, Mumert ML, Schmidt MH. Management considerations and strategies to avoid complications associated with the thoracoscopic approach for corpectomy, Neurosurg Focus 2011; 31: E14

3. Klezl Z, Swamy GN, Vyskocil T, Kryl J, Stulik J. Incidence of vascular complications arising from anterior spinal surgery in the thoraco-lumbar spine. Asian Spine J 2014; 8: 59-63

4. Binning MJ, Bishop F, Schmidt MH. Splenic rupture related to thoracoscopic spine surgery.

Spine 2010; 35: E654-E656

5. Bogner R, Resch H, Mayer M, Lederer S, Ortmaier R. Rupture of the spleen following thoracoscopic spine surgery in a patient with chronic pancreatitis. Eur Spine J 2015; 24(Suppl 4): 569-572

6. Sin A, Smith D, Nanda A. Iatrogenic splenic injury during anterior thoracolumbar spinal surgery. Case report. J Neurosurg Spine 2007; 7: 227-229

7. Börm W, Hübner F, Haffke T, Richter H-P, Kast E, Rath SA. Approach-related complications of transthoracic spinal reconstruction procedures. Zentralbl Neurochir 2004; 65: 1-6

8. Huang TJ, Hsu RW, Sum CW, Liu HP. Complications in thoracoscopic spinal surgery: a study of 90 consecutive patients. Surg Endosc 1999; 13: 346-350

9. Dakwar E, Rifkin SI, Volcan IJ, Goodrich JA, Uribe JS. Rhabdomyolysis and acute renal failure following minimally invasive spine surgery: report of 5 cases. J Neurosurg Spine 2011; 14: 785-788

10. Jancovici R, Lang-Lazdunski L, Pons F, et al. Complications of video-assisted thoracic surgery: a-five-year experience. Ann Thorac Surg 1996; 61: 533-537

11. Newton PO, White KK, Faro F, Gaynor T. The success of thoracoscopic anterior fusion in a consecutive series of 112 pediatric spinal deformity cases. Spine 2005; 30: 392-398

12. Samudrala S, Khoo LT, Rhim SC, Fessler RG. Complications during anterior surgery of the lumbar spine: an anatomically based study and review. Neurosurg Focus 1999; 7: e9

13. Kandziora F, Pingel A, Hoffmann C. Incomplete cranial burst fracture of L1 treated by mini-open thoracoscopically-assisted anterior vertebral column reconstruction. Eur Spine J 2014; 23: 2018-2019

14. Grewal H, Betz RR, D'Andrea LP, Clements DH, Porter ST. A prospective comparison of thoracoscopic vs open anterior instrumentation and spinal fusion for idiopathic thoracic scoliosis in children. J Pediatr Surg 2005; 40: 153-156, discussion 156-157

15. Newton PO, Marks M, Faro F, et al. Use of videoassisted thoracoscopic surgery to reduce perioperative morbidity in scoliosis surgery. Spine 2003; 28: S249-S254

16. Khoo L, Beisse R, Michael P, Fessler R. 1: 36 Thoracoscopic treatment of 371 thoracic and lumbar fractures. Spine J 2002; 2: 85

17. Khoo LT, Beisse R, Potulski M. Thoracoscopic-assisted treatment of thoracic and lumbar fractures: a series of 371 consecutive cases. Neurosurgery 2002; 51(5, Suppl): S104-S117

18. Bomback DA, Charles G, Widmann R, Boachie-Adjei O. Video-assisted thoracoscopic surgery compared with thoracotomy: early and late follow-up of radiographical and functional outcome. Spine J 2007; 7: 399-405

19. Cunningham BW, Kotani Y, McNulty PS, et al. Videoassisted thoracoscopic surgery versus open thoracotomy for anterior thoracic spinal fusion. A comparative radiographic, biomechanical, and histologic analysis in a sheep model. Spine 1998; 23: 1333-1340

5

颈胸段脊柱骨折

原著　Rod J. Oskouian, Jens R. Chapman
翻译　钟沃权　李危石

■ 概述

　　由于解剖结构和生物力学的不同，颈胸交界区（CTJ）相对于脊柱其他三个过渡交界区域而言，具有明显的内在特性和挑战性。颈胸交界区定义为 C6-T4 区域，根据治疗的特点，该区域损伤的治疗一直被认为最具挑战性。本章节将讲述临床医生对于颈胸交界区损伤和不稳定的诊治过程中需要考虑到的具体问题。

■ 基础

　　颈胸交界区是一个过渡区域，连接着活动度大并呈前凸的颈椎与活动度相对较小并有肋骨支撑呈后凸的胸椎。一般来说脊柱可以提供一个纵向的保护结构，比如保护脊髓、交感神经链、食管、气管，但是也存在局部特殊的解剖结构，比如大血管、胸导管以及颈部的颈动脉和颈静脉，也包括组成颈部臂丛神经的神经根，以及支配胸廓的节段性神经。外科医生对这个交界区的损伤进行治疗时，需要了解该区域的解剖和生物力学特点，才能更好地处理相关损伤，达到满意的治疗效果。

■ 脊柱外科解剖学

前方结构的解剖

　　通过前方入路进入颈胸交界区会受到骨性结构和软组织的限制。处理这一区域外伤时需要充分了解神经血管结构以及胸骨和上段胸椎的解剖关系。通向颈胸交界区的直接前方入路会受到锁骨内侧缘和胸骨柄的限制。这些坚实的骨性组织保护着重要的血管、神经和纵隔器官。需要特别注意的是，气管、胸腺和食管直接位于脊柱的前面，而且主动脉弓在 T3 水平从脊柱前面路过。左右锁骨下动脉连接着主动脉弓并位于后纵隔，右迷走神经常常跨过右侧锁骨下动脉，喉返神经位于每一侧锁骨下动脉下缘并且沿着椎体前外侧缘走行[1, 2]。头臂静脉由颈内静脉和锁骨下静脉汇合而成，常走行于锁骨下动脉的前方。同时，巨大的头臂静脉汇入主动脉右侧的上腔静脉。

　　颈胸部血管的解剖变异较大，比如无名静脉（或动脉）走行于主动脉弓的下方继而汇入下腔静脉[3]。左侧胸导管较粗，经常于锁骨下静脉和颈内静脉汇合处注入静脉，而右侧胸导管较细，汇入同侧的锁骨下静脉[4]。胸导管位于锁骨下动脉的内侧并且从侧方弓形地注入静脉系统[1]。起源于枢椎的颈长肌，再加上由每个钩椎关节发出的肌肉节段，最后止于C7-T1关节。除颈长肌外，脊柱前方没有其他重要的肌肉群跨过颈胸交界区。

这个简要的描述忽略了其他的解剖结构，比如迷走神经和甲状腺下动静脉，这些结构会进一步妨碍颈胸交界区的前方手术入路。上段胸椎前面的神经解剖必须要考虑交感神经丛的阻碍，这些神经由T1开始往下的每个脊神经的腹侧分支发出，并且走行于脊柱的前外侧[5]。从手术入路的角度看，通往这个区域的入路也非常具有挑战性，因为上位胸椎有一个向下的生理倾斜角度，伴随椎体终板也向下倾斜。大多数患者的这个顺列结构术中需要有一个向上的可直视的部位，以利于上段胸髓前方的充分减压和重建。在前路颈胸段手术中，了解胸骨柄缘和T1椎体上终板角度的空间结构关系，在制订术前计划时需认真考虑以决定前方入路能否达到充分的显露[6, 7]（图5.1）。

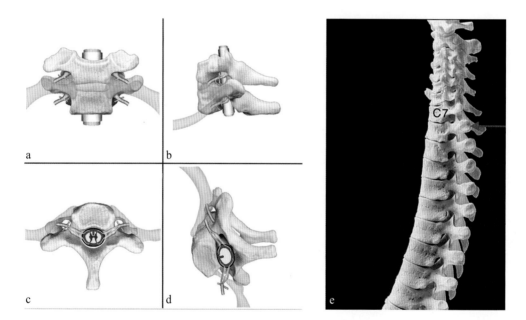

图5.1　C7-T1之间的连接，典型的特征是倾斜度很大的小关节连接相对宽大的椎体。过渡移行区连接着活动度较大的颈椎和有肋骨支撑保护的胸椎，但是该区域缺乏韧带的保护。项韧带作为一个筋膜内腱膜，构成下颈椎韧带复合体的一部分，并且是椎旁肌和肩胛带肌肉的附着点。然而，它并没有直接给颈胸交界区提供稳定性。a.CTJ的前后位观察的特点是有相对宽大的T1和T2椎体，并且椎间隙跨越两侧的肋骨附着点。b.侧面视图显示了T1，T2，T3椎体上终板的角度。这一特性对于维持颈椎的力线十分重要。c.轴位的图像显示了横突相对较大，并处于肋骨与椎体连接处的后方。椎弓根相对宽大，向内呈30°±10°的夹角，椎弓根背侧延伸为关节突关节。d.此图为三维图，可以看到T1、T2神经根从侧方的椎间孔发出。e.该解剖学标本显示了CTJ的倾斜性过渡区，其中T1有较宽大的横突，这是从C7移行为第1胸椎的典型特征

从骨科的角度来看，上段胸椎椎体的骨密度较下段颈椎或者胸椎要低10%~20%，这一点也很重要。除了本身处于过渡区而固有不利的生物力学因素外，上胸椎骨密度较低的生理特点且与粗大的肋骨组成的胸廓相连支撑，导致上胸椎存在应力遮挡，限制了上段胸椎椎体的前方固定[8]。因此，这些骨性或软组织条件使得颈胸交界区的前路手术非常具有挑战性。

后方结构的解剖

下颈椎和胸椎的后方骨性结构是迥然不同的。颈椎在椎板两侧有两个侧块，以此作为它的外界，然而更大的胸椎则以横突为显著特点，它凸向后外侧，没有类似颈椎的侧块结构。C7的侧块和其他的下颈椎不同，它的小关节的倾斜角度较大，处于60°~80°之间，矢状位观察骨厚度在前后位重叠较多。椎动脉经常穿过下位颈椎的横突孔，而大多数都只经过C7椎体的侧方（而不穿横突孔），仅有6%或者更少的比例存在解剖变异（即穿过横突孔）。因此，在C7的骨结构中经常是没有椎动脉的。反而经常可以在C7宽大的横突上发现缺失或退化的小孔，而没有椎动脉从其中通过[9]。

与头侧颈椎（more rostral segments）相比，C7的椎弓根通常较为粗大并且内倾角度在30°~45°之间，与上段胸椎的椎弓根类似（图5.2）。胸椎段被定义为有肋骨连接在椎体外侧，肋骨位于横突的前方。人群中C7发生退化的肋骨（颈肋）的比例低于1%，颈肋可能出现在椎体的一侧或者双侧，他们可能会在椎体

连接点或者与邻近的第1肋骨处发生骨化。通常来说，这些退化的肋骨几乎没有什么临床意义，但是会对术中定位或者在通过影像学确定节段时带来困扰[10]。

CTJ的棘突特别粗壮并且有明显的突起，它是项韧带的尾侧附着点。项韧带的腱膜起自于寰椎后弓，筋膜在两侧处于垂直方向的椎旁肌上形成弯曲。这个筋膜变得宽厚而坚韧，可以对抗脊柱向前弯曲时的张力，同时是横向走行的肩胛带肌肉的附着点。一些肌肉如斜方肌、菱形肌、前锯肌等均源于此筋膜，它们在背部的颈胸交界区形成十字结构[11]。

后方韧带复合体（PLC）对于CTJ而言至关重要，PLC可以帮助维持CTJ的解剖力线。

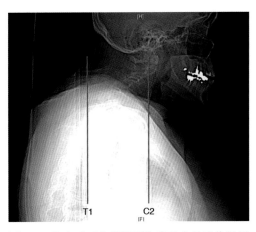

图5.2 此为后天获得性颈胸段后凸的影像学图像，表现为CTJ力线/序列丢失进而导致后凸。图中两条垂线显示了CTJ后凸对颈椎力线的影响，C2椎体中心位于T1椎体中心前方4 cm，进而导致CTJ后凸畸形。患者通过上位颈椎的过度前凸来进行代偿。站立位的X线片十分重要，因为以卧位检查的MRI或者CT并不能显示出重力的影响

神经解剖

颈部的脊髓较宽大，并且有颈神经根分出，还有一部分从 T1 神经根分出。CTJ 区的脊髓有较为宽大的缓冲空间，脊髓占据了椎管内 60% 的空间[12]。除先天性椎管狭窄和后纵韧带骨化等病理情况外，CTJ 在遭受严重椎管内侵占时（如部分下颈椎骨折）可以不出现神经功能的障碍。就椎间孔的通道而言，低位颈椎脊神经根向外侧并轻微朝向下方走行（rostrally directed angle），这使神经根距离上位椎弓根的距离稍稍大于距离下位椎弓根的距离[12]。从 T2 神经根向前，出口处神经根主要支配节段性的皮肤感觉，并交叉支配一些肋间神经。CTJ 部位神经根受损主要表现为握力障碍，C8 神经根的缺陷即使是有经验的医师也很难诊断。T2 神经根支配上臂内侧的感觉功能，但不参与手的功能支配。

生物力学

在人类衰老的过程中，CTJ 允许相对固定范围内的屈伸运动和小角度的侧方倾斜。由于 C7-T2 水平的小关节结构几乎呈垂直方向，使得旋转运动的范围较小。由于 CTJ 区域的后凸位于躯干上端，颈椎的顺列高度依赖于上胸椎的倾角。T1 的椎体倾角渐渐成为关注的焦点。从历史的角度来看，由于传统放射图像的混淆，T1 的倾角决定了颈椎的前凸并且影响了复合脊柱角（composite spinovertebral angle SVA），T1 上终板最常见的生理角度为相对于水平线或角 $10°~20°$，这样就产生了 CTJ 向前的倾角，使得该区域后面的软组织有着恒定的张力。当 T1 向前的倾角增大时，头颈部屈曲从而增加了 CTJ 区域的力矩，从而在矢状平面上围绕中心轴向前旋转。由于胸椎的后凸和正向的矢状面平衡，并随着年龄而逐渐增加，我们预计不管做何种不稳定活动时，CTJ 的张力力矩会随着年龄的增加而增加[13]。其他的一些情况，比如强直性疾病，也会使交界区的应力增加，交界区的前方是活动良好的颈椎，后方则是较为僵硬的胸椎。

解剖：总结

CTJ 的解剖特点使得脊柱这个过渡区承受着巨大的弯曲和旋转力量。考虑到脊柱前部的解剖结构限制了前方入路的显露，从而使后方的手术入路及重建成为可能[14]。因此，考虑到该区域的生物力学特点和特殊的解剖结构，对于不稳定 CTJ 的治疗，后路的固定较前路手术更适用。在治疗 CTJ 创伤的罕见病例中，如果必须进行前柱重建，前方入路也可以起到巨大的补充作用。

■ 诊断

由于肩部的阻挡，CTJ 一般在传统的颈椎侧位片中不易观察清楚，尤其对于体型较高大的患者。由于大多数仰卧位患者的侧位片上仅仅能勉强显示 C7 椎体，而体型较大的患者只能看到更高位的椎体，因此以往 CTJ 部位损伤被漏诊比较常见。一项被广泛引用的研究指出，尽管应用了类似于游泳者体位片、肩关节下拉位片或斜位荧光镜片进行二次观察，CTJ 部位损伤的漏诊率仍高达 30%[15~17]。从历史观点上看，前后位 X 线片是诊断颈胸交界区严重损伤的最重要的影像学手段。据文献报道，快速 CT 扫描可以大大减少创伤患者的漏诊率，因为颈椎检查包括颈胸交界区的冠状位和矢状位的重建[18]。然而再精细的检查也会出现漏诊，以下三类不同的患者人群尤其值得注意：

- CTJ 部位隐匿性的韧带损伤。由于患者仰卧位的姿势，可能使创伤所致的损伤自然复位，所以 CT 检查时 CTJ 区的 PLC 损伤可能被遗漏。
- 强直性脊柱的骨折。由于颈椎和胸椎节段的僵硬梯度变化，承载头部冲击的颈椎受到长力矩的影响，在摔倒或类似的低能量损伤中，患有强直性脊柱疾病的患者 CTJ 是出现原发或相关非相邻部位骨折的一个典型区域。
- 严重威胁生命的多发伤。对于突然减速而受伤的患者，例如高处坠落伤或者车祸伤，在初始的生命支持治疗中可能无法获得相应的影像学图像，除非进行后续的有效筛查，否则将会导致脊柱损伤的漏诊。

虽然没有确切的结论表明创伤时快速 CT 扫描对 CTJ 部位损伤的漏诊率是多少，但是临床医生可以采取一些措施来减少以上人群中出现的漏诊率：

- 仔细的查体。对于脊椎损伤患者而言，初始的伤情评估是筛查隐匿损伤的关键，尤其对于 CTJ 部位而言。包括对患者神经功能系统的认真评估。难以解释的神经系统异常和反射不对称提示可能存在严重的损伤。患者躯体后

方关键部位的视诊和触诊也可以提高阳性发现率。对于创伤患者从上至下的仔细查体（如滚木法），便于发现典型的瘀斑、肿胀、波动的肿块，触诊可以有局部压痛和其他的警示症状比如触到棘突间空隙或者捻发音。发现这些不正常的征象后，需要进一步行诊断性影像检查。另一种容易被忽视的体格检查方式是对前方胸腔伤情的评估，包括胸骨的完整性和内侧胸锁关节的稳定性。

- 神经系统评估：对于所有的创伤患者，鉴别性的神经功能评估非常重要。由于篇幅有限，这一点不在这里详述。然而 C7、C8、T1 神经根的功能在神经系统评估中经常会被忽略而不做记录[19]。
- MRI：如果条件允许，可行 MRI 检查具有较高敏感性，但是对于 CTJ 椎间盘韧带损伤的诊断其特异性却不高。另外，MRI 对于存在强直性脊柱疾病的患者，可以显示隐匿性的骨折[20]。
- 立位片：对于不清楚 CTJ 区域稳定度的患者，不管是支具固定还是手术治疗，立位片可以显示这一区域的结构完整性。可以观察 T1 上关节面倾斜角度的增加或者颈椎前凸曲度的增加。

更重要的还包括，了解 CTJ 区域对脊柱隐匿损伤具有掩盖特性。坚持评估的原则、对损伤风险高的患者进行二级评估等，是减少 CTJ 损伤的漏诊防止出现不良的治疗决策。对于分离性脊柱损伤的患者，需要通过血管检查及时发现可能危及生命的椎动脉和颈动脉损伤。

▉ 非手术治疗

众所周知，由于 T1 关节面接近垂直方向，复位时会发生肌肉痉挛或合并骨折，颈胸区域错位骨折的紧急闭合复位治疗是十分困难的。对于 CTJ 损伤的患者而言，常常遇到延迟复位，会使肌肉痉挛加重，时间越久，下位颈椎患者的复位越困难。对于神经功能完整合并强直性脊柱疾病的患者，尝试复位骨折非常困难，因为通过末位颈椎和上位胸椎的牵引无法获得同轴的垂直牵引力。以往研究发现复位治疗的失败率高达 30%[15]。目前对于下位颈椎错位进行闭合复位治疗方式仍然存在争论，对于 CTJ 错位损伤进行闭合复位仍然是可行的，并且提倡尽早复位。

伴有脊髓损伤的患者，在遵循 White 和 Panjabir 提出的治疗准则的前提下，应用颅骨牵引技术进行闭合复位仍然是初始治疗的优先选择，并且应在高级影像学检查（如 MRI）之前进行。

对于神经完好的患者以及难以进行神经评估的患者复位之前应当提前做 MRI，目的是为了发现潜在的由骨碎片、椎间盘突出或其他肿物造成的脊髓损伤。

对于闭合复位失败的患者，应该考虑手术复位，手术从后方入路进行，松解小关节复位，并辅以后方节段性固定，操作应在神经监测下进行，并与基线信号作比较。

众所周知，采用保守治疗 CTJ 损伤是十分困难的。CTJ 是低位颈椎和躯干相连接的部位，是矢状位向前旋转运动时的支撑点[21]。保守治疗常常采用颈胸矫正支具或头环背心固定。而进行保守治疗的主要限制是支具无法与胸廓很好地贴服。这一点对躯体较大以及先前已有颈胸区后凸的患者影响更大[22]。CTJ 损伤较典型的表现是疼痛性的后凸畸形，通常是因为脊柱前柱的破坏同时合并背侧 PLC 的牵拉。保守治疗失败的患者常见的主诉是进展性的剧烈疼痛，由于 C8、T1 神经根损害导致的手功能障碍，有时还会出现骨髓病。

对于已形成的固定创伤性后凸畸形患者的治疗，往往比初始骨折复位和有限内固定更复杂[23]（图 5.3）。所以，受伤后的前 3 周行保守治疗，不管使用哪一种外固定的方式，都需要密切观察，以便及时发现复位丢失并进行早期手术治疗。原则上，如果不确定保守治疗能否成功维持脊柱的力线，需要尽早进行手术治疗，以免延误治疗形成僵硬畸形，增加治疗难度。对于强直性脊柱疾病患者出现 CTJ 区域韧带损伤或骨折的患者，如果一般情况允许，早期切开复位内固定的治疗效果可能会更好。

▉ 手术治疗

挑战

正如先前所讨论的，由于骨折错位而需要进行 CTJ 区域手术的患者，相比于前路重建手术而言，大多数患者更适合于后正中入路和节段性固定手术。由于 C6-T2 椎体显露困难，受患者体型和潜在脊柱情况的影响较大，前方入路对于不稳定 CTJ 损伤的治疗相对有限。除了下方入路的限制外，通过前方入路恢复脊柱力线，局部的生物力学环境也是

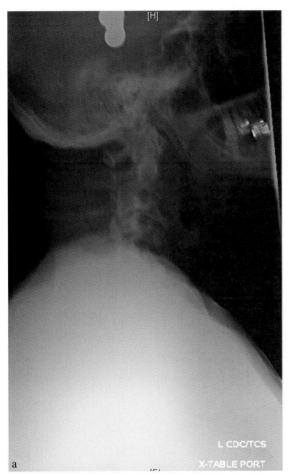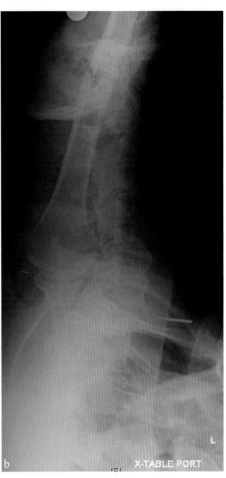

图5.3 颈胸段脊椎骨折(a)颈椎的侧位X线片,尽管行头侧牵引和肩关节的下拉,CTJ的显示效果不佳。53岁男性患者,因车祸伤出现下颈部剧烈的疼痛,无神经损害表现。(b)游泳体位可增强CTJ的观察效果。这是同一患者的影像片,这个层面很难看出更多的有关损伤水平与类型的细节。尽管可以看到骨折错位,但是仍然需要有经验的医师才能发现CTJ损伤,而且损伤的细节很难通过影像学图像表现出来。注意箭头所指,这个地方疑似骨折错位,但是很难看出损伤的层面及损伤的细节。游泳体位在合并上肢创伤和颅骨牵引的患者中很难获得

不利因素。总而言之,前方入路手术的并发症发病率要高于后入路手术,因此对于创伤患者并不常用前入路手术。后入路手术可以方便手术医师对该部位进行生理重建,并能选择合适的连接棒和螺钉进行稳定固定。那么什么时候需要进行前柱的手术呢?例如当椎体前柱损伤严重时,可以通过改良的经肋骨横突

切除术或辅助的前路手术进行CTJ的重建。

CTJ后入路手术的内固定主要受以下三个因素影响:

- 后入路手术中,通过影像观察来确定螺钉和器械置入于安全位置具有一定的难度,尤其当患者体型较大、伴有骨骼畸形和严重骨质疏松时。

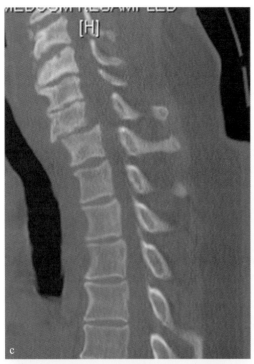

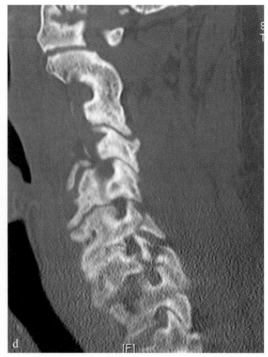

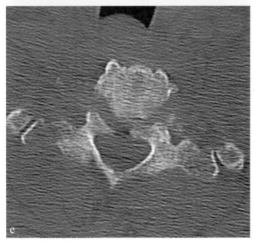

图 5.3（续）　c.这是同一个病人的矢状位 CT，显示了 C7–T1 节段的骨折错位。行 CT 扫描存在的问题是摄片要求的限制，颈部摄片要求一般包括 T2 椎体，而胸部的摄片要求一般终止于 C6 或 C7 交界区。该 CT 图像显示的 CTJ，桥接了从枢椎下方到中胸椎之间的缺失区域。d.旁矢状位平行图像，可以显现完整的关节面。该图像显示 C6 下关节突的骨折合并 C7 的漂浮侧块。e.轴位图，显示 C7–T1 交界区，可以观察到椎弓根解剖有利于帮助制订术前计划

- 后路 CTJ 手术可能会影响后方软组织的修复，比如裂开的项韧带和筋膜，以及软组织的感染。
- 术中颈椎侧块和上位胸椎椎弓根螺钉之间的匹配和对齐有一定难度。

后入路手术技术

　　CTJ 区域节段固定手术的基本原则包括以下方面：

- 基线多峰神经监测
- 颅骨牵引弓
- 利于术中透视的脊柱固定架
- 遵循脊柱翻转原则摆放患者于俯卧位
- 侧面包裹上肢，在肩部水平用胶带向尾侧牵拉

- 反特伦德伦伯格卧位并使头 / 颈部处于中立位

- 翻转神经监测

- 脊柱前后位和侧位片可以增加对脊柱的全面观察，有助于制订术前计划对骨折进行良好复位。通过增强器拍摄图像，首先观察颈椎和上位胸椎的图像，有助于了解交界区的真实情况。由于肩关节会对 CTJ 存在一定程度遮挡，所以对于后者的识别有一定难度。识别肩关节遮挡影的具体水平有利于从上方和下方了解该区域的解剖结构。前后位或者斜位图像可能有助于更好地观察这一过渡区。

后正中入路的显露是一方面从下颈椎向尾侧进行，另一方面从上胸椎向头侧进行，最后汇合于 CTJ 区域，侧方显露至横突，后外侧显露至便于安全置入内植物的区域，尤其对于体型较大的患者很重要，术中需要提供合适的植骨床。外侧显露不足，会明显增加沿着 C7 和上胸椎解剖轴线置入椎弓根螺钉的难度。尽管早有报道可行经皮微创固定，但是固定后的愈合情况和远期随访效果却不得而知。

通过影像增强后的前后位片和侧位片对相应层面进行充分的显露后，脊柱的重建可以如下进行：

- 利用完整的附件结构进行闭合复位，有利于获得骨折部位的重新复位。

- 后路节段固定的具体内容本章节不作具体阐述。原则上，我们更倾向于选择上胸椎椎板到横突移行处作为椎弓根螺钉的置钉位置，有利于确定合适的起点，减少突出的横突向内挤推螺钉的风险，

从而使螺钉的头部充分向外，且可以进行去皮质化后外侧植骨[24, 25]。

- 如果图像增强器的图像显示不满意，无法指导内植物的置入，建议选择以下技术：

  ◦ 切除少许椎板观察椎弓根的内侧结构，可以直视下置入螺钉，通过细的探针伸入椎管探查椎弓根的内侧边界[26]。

  ◦ 通过图像增强器拍摄与椎弓根和螺钉同轴的前后位片进行对比观察。

  ◦ 通过增强器拍摄斜位片以减少肩关节的干扰，这种斜位片可以通过冠状位或轴位的倾斜来完成[17]。

  ◦ 使用手术导航或术中 CT 扫描技术[27, 28]。

原则上，现有的文献支持使用徒手技术和术中成像技术检查 CTJ 的稳定性以便安全地进行椎弓根的固定，但是如果手术医师熟悉多种经后路 CTJ 的固定方式，那么术中还是具有一定的显著优势。可选择的固定技术包括上胸椎的经椎板螺钉固定，以及经椎板下或横突的钢缆或椎板钩等非刚性固定。每种固定技术都有其自身的缺点，没有任何一种技术可以完全避免失效。椎板钩放置于下颈椎和上胸椎时会受到限制，因为术中需要将其穿过狭窄的神经通道，存在侵占和损伤神经的风险。从整体的力线来看，椎板钩和横突钩常常没有椎弓根固定的效果好，而且还会导致连接棒出现偏移。上胸椎的经椎板螺钉置入要求钻孔通道平滑，对于体型较大的患者需要增加外侧的暴露才能顺利完成[26, 29, 30]。

随着多轴向和坚强锁定的钉棒内固定系统的出现，明显简化了内固定的使用。相比之下，以往颈椎的内植物只能用来与胸椎的内固定系统相匹配而无法进行坚强的锁定固定[31, 32]（图 5.4）。

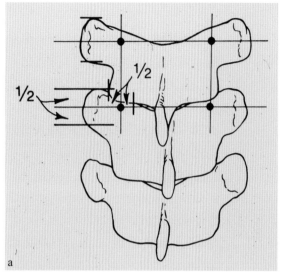

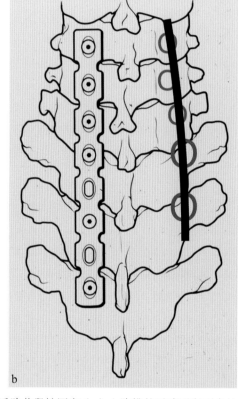

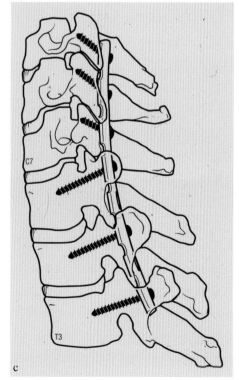

图 5.4 后路节段性固定（a）上胸椎的后路固定更多的选择椎弓根螺钉固定，在颈胸段尾侧建立稳定的骨性固定，推荐的进钉点位于横突朝向椎板的内侧缘，术中可以将上关节突分为两份，进钉点位于上关节突基底部外侧半关节嵴的下方。（b）下颈椎经典的固定是通过侧块螺钉固定，C7 若能置入椎弓根螺钉，则具有生物力学的优势，图解中显示了从下颈椎侧块螺钉至胸椎椎弓根螺钉的理想排列位置。（c）图示为后方 CTJ 骨性位置，显示了接骨板系统的局限性（左侧），临床实践中，CTJ 区域很难以线性方式连接螺钉并在最重要的水平获得最佳的螺钉固定。图中显示了单一连接棒置入相对于其他固定方式的优势（右侧），钉头的不同锁定方式以及连接棒的可塑性可以使钉棒间连接良好。注意 C6-C7 和 T1 连接处可能出现钉头的挤压，尤其是对于体型小的患者。出现这种情况时，推荐 C7 置入椎弓根螺钉而不是侧块螺钉，这样更具有生物力学方面的优势

变数

为了患者获得最好的疗效,指导原则是尽量少节段固定以更好地维持CTJ的生理曲度,同时提供足够的稳定性以获得稳定的骨性融合。

内植物的生物力学

外科医师根据患者的需求可以选择不同类型的内植物,根据制造商和患者的需求,连接棒从小体型患者颈椎用的2 mm直径到常用的胸腰段6 mm直径。棒的强度成比例的4倍于棒的直径,这使得外科医师可以针对特定的患者和生物力学需求选择理想的固定装置。从生物力学角度,CTJ背侧的连接棒起到张力带的作用,尽管不稳定CTJ上方和僵硬的下方螺钉界面可以使连接棒变为应力负荷的结构。最近,双芯棒(dual core rod)扩大了脊柱医师应用内植物匹配患者解剖和生物力学的需求。接骨板—棒系统曾被推荐适合颈胸过渡区解剖的固定,但在很大程度上已经被双芯棒所取代,后者功能较多并且固定良好[33]。

生物力学

已有的生物力学解剖研究指出,3.5 mm直径的棒可以完全修复CTJ的不稳定并达到生理性的坚强固定。当脊柱稳定性结构遭到严重破坏时,用小直径的后方连接棒固定来预防牵张具有一定的局限性。从生物力学角度看,头侧C7椎弓根螺钉固定优于C6和C7的侧块螺钉固定[25, 34~36]。螺钉头部可能会因为后方空间有限而相互影响,如果CTJ部位由于螺钉头部大小出现置入受限,可以优先使用具有生物力学优势的C7椎弓根螺钉代替C6和C7的侧块螺钉固定(图5.5)。

手术切口的缝合

CTJ后路固定术要进行良好的重建,术中容易忽略背侧颈胸筋膜的修复,术中如果没有完全闭合,可能出现尾侧瘆

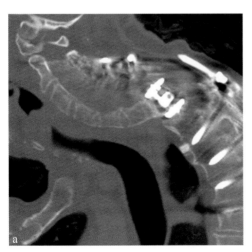 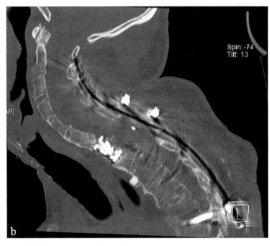

图5.5　a. 50多岁男性患者,四肢痉挛性不完全瘫痪,既往有神经性肿瘤切除史。目前主诉为颈部疼痛、神经功能下降、抬头受限,患者之前接受过后路双芯棒固定,连接棒的交叉点已被破坏。b. 患者接受翻修手术,通过改良的经肋横突关节入路重置了人工椎体,并植入5.5 mm直径的连接棒以固定颈椎,并行植骨。基于生物力学研究,重点是应用合适直径的连接棒以匹配患者的病情及体形

痕性延伸或软组织凹陷，出现骨性结构或内植物的突起以及疼痛。除了筋膜层中线需要紧密闭合之外，对于体型较大或愈合困难的患者，推荐切口紧密闭合以减少并发症的发生风险。基于此原因，建议患者术后早期避免牵拉肩关节以促进愈合。

前路手术

脊柱的前路手术所致的疼痛和创伤均小于后路手术。对于CTJ区域，需要明确术中的解剖阻碍和生物力学限制，正如前面所述，CTJ区域行C6-T2的前路手术，需要进行详细的术前规划并对其有效性和可行性进行术前评估[37]。相比后路节段固定手术，前路手术除了在延长暴露至胸骨柄或胸锁关节时会出现吞咽困难和疼痛外，手术区域术野的局限，前方结构的重建也不尽满意。在病例研究中，有报道CTJ采用单纯前路进行重建失败率>30%[38]。对于创伤患者，任何形式的胸骨切开术都会进一步增加相关的并发症。因为术野显露的限制和与入路相关的并发症发生率较高，在一定程度上增加了术中行前方开胸术的可能[39]。

存在以下3种损伤情况需要考虑CTJ的前路手术：

1. 爆裂型前柱骨折（A3型及其亚型）
2. 屈曲—后伸型损伤（B3型）
3. 骨折伴脱位

以上这些情况，也有学者认为可以通过后路手术完成，而且患者也可能获得良好的力线恢复。

当外科医师考虑行CTJ前路手术时，术前需要考虑以下5个问题，有助于手术顺利进行[40, 41]：

1. CTJ的前路手术的目的及后路手术能否完成？
2. 脊柱—胸骨柄角度（manubrium-spine angle）的测量，垂直线能相交于胸骨柄上缘的最低脊椎处于哪个水平？此为术中同轴视野能观察到的解剖结构。
3. 前柱能否通过低位前方入路的结构性植骨或cage植入来进行结构重建？
4. 除了前方减压和稳定外，是否需要前方固定，如果需要，上胸椎该如何固定，以及术中如何完成和获得影像学图像？
5. 单纯前方支撑性重建手术的坚强程度是否足够让患者愈合？

对于上述创伤患者前路手术的3个适应证，前路手术可以起到有限的应用。对于一些爆裂型骨折，尾侧不超过C7时，可以考虑单纯前路减压、前方支撑性植骨固定，前提是需要考虑并依次解答上述5个问题（图5.6）。

屈曲—后伸型骨折通常发生于强直性脊柱疾病的患者，如强直性脊柱炎（AS）或弥漫性特发性骨肥厚症（DISH）。通常CTJ是强直性脊柱的常见损伤部位，并且由于图像观察的局限性而容易漏诊[42]。尽管有学者认为强直性脊柱疾病患者的骨折可以经胸后路多节段固定融合术治疗，但也有学者认为对于没有神经损伤的CTJ损伤患者，先经前路局限性减压、支撑植骨及刚性螺钉固定可以提高稳定性，利于患者翻转为俯卧位再行后路手术。这样的固定手术在没有充分准备和可行性评估的情况下不能贸然

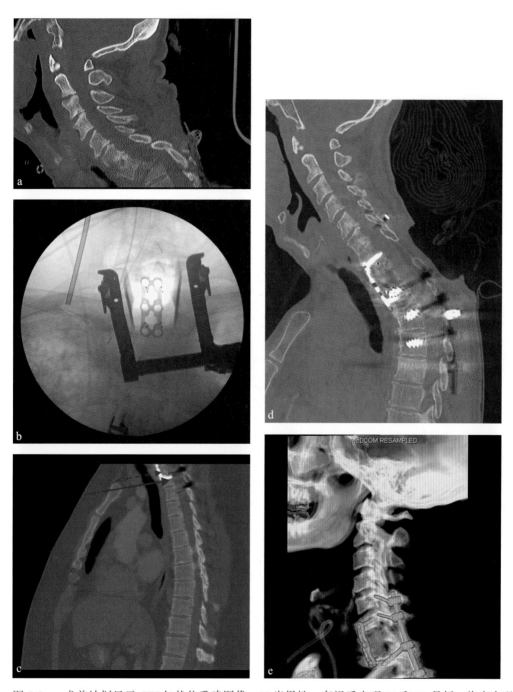

图 5.6　a. 术前计划显示 CTJ 矢状位重建图像，48 岁男性，车祸后出现 T1 和 T2 骨折，临床表现为 ASIA D 级不完全脊髓损伤（SCI），给予牵引治疗，测量脊柱—胸骨柄角，患者接受了（b）经胸骨柄开窗延伸的低位前方 Smith–Robinson 入路行 T1 椎体次全切除、cage 植入及接骨板重建手术。c. 前方减压术后 CT 显示通过胸骨柄正常高度计算的入口角是完整的，术中显露时，在胸骨柄进行开窗。由于 CTJ 的生物力学特性，增加了后路切口行 C4–T3 的后方节段性固定并应用了双芯棒。d. 术后 CT 核实骨折复位、神经结构减压以及内植物的固定情况。e. 三维重建图像

进行。就手术本身而言，经前路手术很难完成重建，但是前方固定可以为 CTJ 明显不稳定的患者进行翻身俯卧位提供有效的保护。另外，由于这类患者受伤前就有明显的颈部后凸畸形，因此术前需要仔细评估手术的可行性。

CTJ 创伤治疗的另一个重要内容是术后的气管管理，对于强直性脊柱患者尤其重要。有研究报道通过以下方法可以改善患者的预后：早期活动、术中限制晶体液输入以减轻气管水肿、术前仔细评估患者情况以确定是否需要同时行前路手术。

骨折脱位患者复位后，优先选择行后路节段性固定手术进行治疗。

如果经后路复位固定手术后前方仍存在较大的空隙，需要辅助行前路植骨术以确保骨性融合，以免复位丢失。这种前路手术通常不需要接骨板固定，以减少损伤和其他问题。通过选择合适的结构性植骨进行填充，以确保骨折稳定固定，同时增加抗拔出的接骨板是行前路手术的目的。

■ 本章小结

临床文献关于 CTJ 损伤治疗的主流是该区域稳定固定的生物力学机制或内植物的精确放置，另外还比较关注 CTJ 的前方手术入路。临床研究均为病例报道，研究证据的级别均未超过 3 级。以上研究显示 CTJ 损伤的治疗均获得良好

的愈合，并没有出现明显的复位丢失或围手术期的神经功能障碍[43~46]。从这些病例报道中，可以得出有关 CTJ 损伤治疗的一些要点：

1. 对于存在 CTJ 损伤风险的患者，应行 CT 或 MRI 的矢状位检查，平片观察该区域的效果非常有限。可以选择行全身力线扫描，可以显示全脊柱的图像，同时包括 CTJ 过渡区，过去曾报道 CTJ 损伤行平片检查的漏诊率高达 30%。

2. 对 CTJ 损伤进行全面的体格检查，包括触诊、叩诊、颈部活动范围以及临床顺列的评估。神经功能的评估应包括 C8 和 T1 神经根功能，并记录长束体征的情况。

3. 由于该区域不利的生物力学应力影响，CTJ 骨折多数为不稳定型。

4. 优选的 CTJ 手术固定方式为后路节段性固定[47]（图 5.7）。

5. 根据患者体型大小以及不稳定类型选择连接棒型号。

6. 由于损伤本身及合并的损伤，CTJ 区域的任何手术治疗都可能引起额外损伤，所以围手术期需要仔细地进行气管管理，并谨慎关注补液的细节[48]。

7. 术前需要仔细评估前路手术的可行性，确定可以起到辅助后路坚强固定完成前柱的重建，才考虑行前路手术。

8. 术前仔细分析 CTJ 的诊断、解剖和生物力学特性，可以减少该区域相关并发症的发生率[49]。

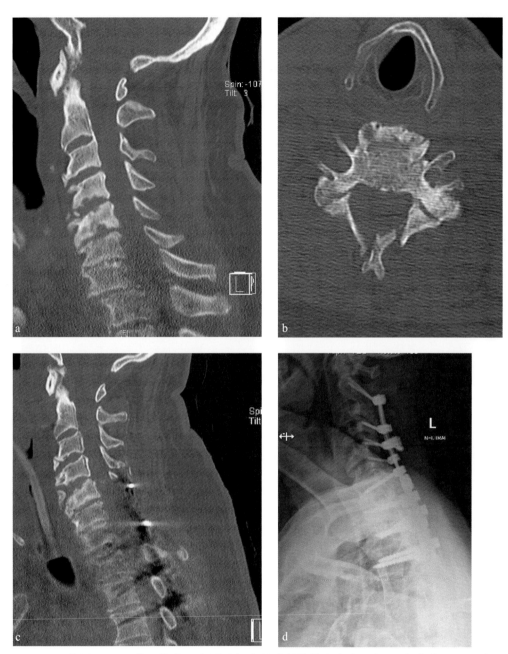

图 5.7　患者同图 5.3，体型较大，主诉手部力量减弱并伴有麻木，与 C8 损伤支配区一致，双侧 C7-T1 连接区的骨折脱位伴有 C4-T2 的附件损伤，ASIA E-R 运动评分为 98。MRI 扫描未见椎间盘突出，但在 C7-T1 交界区可见前方脊髓拱起，未有信号改变。根据下颈椎严重的椎关节僵硬和患者体型，术中经后路切开成功复位和置钉后进一步选择多节段固定，连接双芯棒。a，b. 术前颈椎 CT 矢状位重建（a）和 C6 节段的轴位 CT。c. 术后进行 CT 扫描以确定手术的复位情况和内植物位置。d. 术后最终患者直立游泳体位片显示脊柱力线保持良好，患者对症状的缓解以及最终的愈合结果感到满意

要点

- 体格检查：在急性创伤的情况下，要仔细观察患者的躯体姿势，触诊后正中部位是否有压痛、空虚感、皮下血肿/瘀斑。

- 颈胸交界区损伤的检查：确保仔细检查与 CTJ 损伤有关的所有征象，如棘突间的空隙和小关节的对合不良，矢状位 CT 重建是最好的筛查方法，MRI 可以清晰显示软组织的损伤和脊髓的病理改变程度。

- 治疗决策的制订：牢记手术越早进行，畸形矫正及最终的固定和融合结果就越好，已经形成后凸畸形者，保守治疗非但无法改善甚至可能加重病情，CTJ 后期的后凸矫形手术难度较大并且有一定的损伤发生率。

- 前路手术：实施任何前路手术前需要测量胸骨柄角度（sternomanubrial angle），这对于后面的操作非常重要，同时要评估上胸椎的骨质情况，因为可能与术前评估的结果不符。

- 对于体型较大的患者，术中可以通过影像增强器拍摄同轴前后位片来定位椎弓根的固定位置。

- 保留后路节段性固定尾侧的 PLC 以避免发生交界性后凸。

- 为了方便 CTJ 区域骨折脱位的切开复位，行后方减压之前，先复位后方骨性结构有助于评估骨折的复位情况。

难点

- CTJ 损伤漏诊：除非对于临床表现并放射影像学评估和记录进行缜密细致地筛查，否则很容易漏诊 CTJ 区域的损伤。

- 过度依赖前路手术治疗 CTJ 损伤：对于不稳定的 CTJ 损伤，前路手术很容易陷入困境，从而无法获得有效且安全的减压和重建。

- 术中透视：通过术中透视观察 CTJ 区域的损伤情况难度较大，所以可选择其他有优势的影像学方法，如前后位增强器成像技术或术中导航技术，这些都是重要的备选方案。

- 后方显露不充分：CTJ 后路显露不足将导致内植物无法固定于最佳位置，并且降低了手术的安全性。

- 内植物的生物力学特性差：使用与患者骨性解剖特点和体型相匹配的螺钉和连接棒是避免复位丢失和内固定失效的关键，这包括选择合适的近端和远端的锚定固定点。

- 软组织重建不足：后方软组织的缝合常常是由手术组中有经验的医师来进行，项韧带和背侧筋膜重建不足可能导致切口向上胸部延伸裂开、软组织愈合不满意以致出现棘突凸起。

■ 参考文献

5 篇"必读"文献

1. An HS, Wise JJ, Xu R. Anatomy of the cervicothoracic junction: a study of cadaveric dissection, cryomicrotomy, and magnetic resonance imaging. J Spinal, Disord 1999; 12: 519-525

2. Lehman RM, Grunwerg B, Hall T. Anterior approach to the cervicothoracic junction: an anatomic dissection. J Spinal Disord 1997; 10:

33-39

3. Gerlis LM, Ho SY. Anomalous subaortic position of the brachiocephalic(innominate)vein: a review of published reports and report of three new cases. Br Heart J 1989; 61: 540-545

4. Cohen ZR, Fourney DR, Gokaslan ZL, Walsh GL, Rhines LD. Anterior stabilization of the upper thoracic spine via an "interaortocaval subinnominate window" : case report and description of operative technique. J Spinal Disord Tech 2004; 17: 543-548

5. Ebraheim NA, Lu J, Yang H, Heck BE, Yeasting RA. Vulnerability of the sympathetic trunk during the anterior approach to the lower cervical spine. Spine 2000; 25: 1603-1606

6. Sharan AD, Przybylski GJ, Tartaglino L. Approaching the upper thoracic vertebrae without sternotomy or thoracotomy: a radiographic analysis with clinical application. Spine 2000; 25: 910-916

7. Mihir B, Vinod L, Umesh M, Chaudhary K. Anterior instrumentation of the cervicothoracic vertebrae: approach based on clinical and radiologic criteria. Spine 2006; 31: E244-E249

8. Pal GP, Routal RV. A study of weight transmission through the cervical and upper thoracic regions of the vertebral column in man. J Anat 1986; 148: 245-261

9. Xu R, Ebraheim NA, Tang G, Stanescu S; Xu R1. Location of the vertebral artery in the cervicothoracic junction. Am J Orthop 2000; 29: 452-456

10. McNally E, Sandin B, Wilkins RA. The ossification of the costal element of the seventh cervical vertebra with particular reference to cervical ribs. J Anat 1990; 170: 125-129

11. Ono A, Tonosaki Y, Yokoyama T, et al. Surgical anatomy of the nuchal muscles in the posterior cervicothoracic junction: significance of the preservation of the C7 spinous process in cervical laminoplasty. Spine 2008; 33: E349-354

12. Kim JH, Lee CW, Chun KS, Shin WH, Bae HG, Chang JC. Morphometric relationship between the cervicothoracic cord segments and vertebral bodies. J Korean Neurosurg Soc 2012; 52: 384-390

13. Park MS, Moon SH, Lee HM, et al. Age-related changes in cervical sagittal range of motion and alignment. Global Spine J 2014; 4: 151-156

14. Kurz LT, Pursel SE, Herkowitz HN. Modified anterior approach to the cervicothoracic junction. Spine 1991;16(10, Suppl): S542-s547

15. Evans DK. Dislocations at the cervicothoracic junction. J Bone Joint Surg Br 1983; 65: 124-127

16. Ireland AJ, Britton I, Forrester AW. Do supine oblique views provide better imaging of the cervicothoracic junction than swimmer's views? J Accid Emerg Med 1998; 15: 151-154

17. Singh H, Meyer SA, Hecht AC, Jenkins AL III. Novel fluoroscopic technique for localization at cervicothoracic levels. J Spinal Disord Tech 2009; 22: 615-618

18. Pekmezci M, Theologis AA, Dionisio R, Mackersie R, McClellan RT. Cervical spine clearance protocols in level I, II, and III trauma centers in California. Spine J 2015; 15: 398-404

19. Vilela MD, Goodkin R. Useful C8 and T1 function seen immediately after a complete cervical spinal cord injury: report of 2 cases. Surg Neurol 2009; 72:505-508, discussion 508

20. Fraser JF, Diwan AD, Peterson M, et al. Preoperative magnetic resonance imaging screening for a surgical decision regarding the approach for anterior spine fusion at the cervicothoracic junction. Spine 2002; 27: 675-681

21. Ivancic PCS. Do cervical collars and cervicothoracic orthoses effectively stabilize the injured cervical spine? A biomechanical investigation. Spine 2013; 38: E767-E774

22. Mirza SK, Moquin RR, Anderson PA, Tencer AF, Steinmann J, Varnau D. Stabilizing

properties of the halo apparatus. Spine 1997; 22: 727-733

23. Mummaneni PV, Deutsch H, Mummaneni VP. Cervicothoracic kyphosis. Neurosurg Clin N Am 2006; 17: 277-287, vi

24. Pelton MA, Schwartz J, Singh K. Subaxial cervical and cervicothoracic fixation techniques-indications, techniques, and outcomes. Orthop Clin North Am 2012; 43: 19-28, vii vii

25. Rhee JM, Kraiwattanapong C, Hutton WC, A comparison of pedicle and lateral mass screw construct stiffnesses at the cervicothoracic junction: a biomechanical study. Spine 2005; 30: E636-E640

26. Lee GY, Massicotte EM, Rampersaud YR. Clinical accuracy of cervicothoracic pedicle screw placement: a comparison of the "open" lamino-foraminotomy and computer-assisted techniques. J Spinal Disord Tech 2007; 20: 25-32

27. Scheufler KM, Franke J, Eckardt A, Dohmen H. Accuracy of image-guided pedicle screw placement using intraoperative computed tomography-based navigation with automated referencing. Part II: thoracolumbar spine. Neurosurgery 2011; 69: 1307-1316

28. Schaefer C, Begemann P, Fuhrhop I, et al. Percutaneous instrumentation of the cervical and cervico-thoracic spine using pedicle screws: preliminary clinical results and analysis of accuracy. Eur Spine J 2011; 20: 977-985

29. McCirt MJ, Sutter EG, Xu R, et al. Biomechanical comparison of translaminar versus pedicle screws at T1 and T2 in long subaxial cervical constructs. Neurosurgery 2009; 65(6, Suppl): 167-172, discussion 172

30. Jang SH, Hong JT, Kim IS, Yeo IS, Son BC, Lee SW. C7 posterior fixation using intralaminar screws: early clinical and radiographic outcome. J Korean Neurosurg Soc 2010; 48: 129-133

31. Smucker JD, Sasso RC. The evolution of spinal instrumentation for the management of occipital cervical and cervicothoracic junctional injuries. Spine 2006; 31(11, Suppl): S44-S52, discussion S61

32. Vaccaro R, Conant RF, Hilibrand AS, Albert TJ. A plate-rod device for treatment of cervicothoracic disorders: comparison of mechanical testing with established cervical spine in vitro load testing data. J Spinal Disord 2000; 13: 350-355

33. Ames CP, Bozkus MH, Chamberlain RH, et al. Biomechanics of stabilization after cervicothoracic compression-flexion injury. Spine 2005; 30: 1505-1512

34. Prybis BG, Tortolani PJ, Hu N, Zorn CM, McAfee PC, Cunningham BW. A comparative biomechanical analysis of spinal instability and instrumentation of the cervicothoracic junction: an in vitro human cadaveric model. J Spinal Disord Tech 2007; 20: 233-238

35. Kulkarni AG, Dhruv AN, Bassi AJ. Posterior cervicothoracic instrumentation: testing the clinical efficacy of tapered rods(dual diameter rods). J Spinal Disord Tech 2014 Nov 4. [Epub ahead of print]

36. Scheer JK, Tang JA, Buckley JM, et al. Biomechanical analysis of osteotomy type and rod diameter for treatment of cervicothoracic kyphosis. Spine 2011; 36: E519-E523

37. Cho W, Buchowski JM, Park Y, Maeda T, Nabb CE, Riew KD. Surgical approach to the cervicothoracic junction: can a standard Smith-Robinson approach be utilized? J Spinal Disord Tech 2012; 25: 264-267

38. Karikari IO, Powers CJ, Isaacs RE. Simple method for determining the need for sternotomy/manubriotomy with the anterior approach to the cervicothoracic junction. Neurosurgery 2009;65(6, Suppl):E165-E166, discussion E166

39. Fuentes S, Malikov S, Blondel B, Métellus P, Dufour H, Grisoli F. Cervicosternotomy as an

anterior approach to the upper thoracic and cervicothoracic spinal junction. J Neurosurg Spine 2010;12:160-164

40. Huang YX,Ni WF,Wang S, et al. Anterior approaches to the cervicothoracic junction: a study on the surgical accessibility of three different corridors based on the CT images.Eur Spine J 2010;19:1936-1941

41. Teng H, Hsiang J, Wu C, et al. Surgery in the cervicothoracic junction with an anterior low suprasternal approach alone or combined with manubriotomy and sternotomy: an approach selection method based on the cervicothoracic angle. J Neurosurg Spine 2009;10:531-542

42. Caron T, Bransford R, Nguyen Q Agel J, Chapman J, Bellabarba C. Spine fractures in patients with ankylosing spinal disorders. Spine 2010;35:E458-E464

43. Chapman JR, Anderson PA, Pepin C, Toomey S, Newell DW, Grady MS. Posterior instrumentation of the unstable cervicothoracic spine. J Neurosurg 1996;84:552-558

44. Bueff HU,Lotz JC, Colliou OK, et al.Instrumentation of the cervicothoracic junction after destabilization. Spine 1995;20:1789-1792

45. Sapkas G, Papadakis S, Katonis P, Roidis N, Kontakis G. Operative treatment of unstable injuries of the cervicothoracic junction. Eur Spine J 1999;8:279-283

46. Lenoir T, Hoffmann E, Thevenin-Lemoine C, Lavelle G, Rillardon L, Guigui P. Neurological and functional outcome after unstable cervicothoracic junction injury treated by posterior reduction and synthesis. Spine J 2006;6:507-513

47. O'Brien JR, Dmitriev AE, Yu W, Gelb D, Ludwig S. Posterior-only stabilization of 2-column and 3-column injuries at the cervicothoracic junction: a biomechanical study. J Spinal Disord Tech 2009;22:340-346

48. Hart RA, Dupaix JP, Rusa R, Kane MS, Volpi JD. Reduction of airway complications with fluid management protocol in patients undergoing cervical decompression and fusion across the cervicothoracic junction. Spine 2013;38:E1135-E1140

49. Cloyd JM, Acosta FL Jr, Ames CP. Effect of age on the perioperative and radiographic complications of multilevel cervicothoracic spinal fusions. Spine 2008;33:E977-E982

6

经椎弓根和肋横突入路治疗脊柱创伤：适应证和手术技术

原著　Richard J. Bransford, Alireza K. Anissipour, Zachary A. Child, Carlo Bellabarba
翻译　钟　军　郭昭庆

▪ 引言

在美国，每年约有 160 000 人发生脊柱损伤，其中，10%~30% 的患者合并脊髓损伤（Spinal cord injury, SCI）[1, 2]。胸椎损伤往往源于巨大暴力，发生在胸腰交接处的损伤占 15%~20%，而单纯胸段损伤仅占 9%~16%[3, 4]。这主要是因为胸腔可以限制胸椎的活动，且肋骨可以增加胸椎 27% 的抗弯刚度[5]。此外，从长节段的、坚固的、前凸的胸椎移行为活动度大、后凸的腰椎，在胸腰移行处更易发生损伤。

胸椎和胸腰段创伤治疗的首要目的是：（1）节段固定不稳定的基础上尽可能保留脊柱的剩余活动度；（2）存在脊髓损伤的病例需要进行彻底的神经减压。幸运的是，大多数胸腰段创伤可采用保守治疗，当存在脊柱结构不稳定或脊髓损伤时需要行手术治疗。不同术者根据受伤机制和自身经验提出的手术方案也不尽相同。手术入路的选择需要考虑损伤的机制、脊柱的不稳定分级、不稳定的节段、神经受压的节段等因素。存在

脊髓腹侧受压、前柱畸形或前柱不稳定的胸椎创伤，可以考虑行经椎弓根或经肋横突入路手术治疗。本章介绍了经椎弓根或经肋横突入路治疗胸椎和胸腰段创伤的适应证、手术技术、手术优点和局限性。

▪ 手术适应证

目前胸腰段创伤行前路和后路手术的对比研究较少。Stancic 等[6]报道了一组胸腰段爆裂骨折不伴有神经损伤的病例，后入路手术相较前入路手术时间短，术中出血较少。然而，也有研究发现前路和后路手术术后的临床和影像学结果并无显著差异[6, 7]。

目前普遍认为胸腰段创伤的手术指征包括：（1）脊柱存在生物力学不稳定；（2）严重的脊柱序列失衡，或者存在脊柱序列进行性失衡的风险；（3）存在神经损伤需要进行间接或者直接减压。对于符合手术指征的患者，大多数外科医生会选择前路手术重建脊柱的稳定性，选择后路或者前后联合入路手术进行神经减压。受伤机制以及骨折分型也会影

响手术的治疗方式。轴向损伤机制常常导致椎体骨折，同时骨折块向腹侧压迫椎管，但后方张力带完好，这种情况多采用前方入路手术。与之相反，后方入路手术多用于伴有后方张力带损伤（如屈曲牵张型骨折，即 Chance 骨折或骨折脱位）或椎板骨折导致脊髓后方受压。而对于同时合并后方张力带损伤和前方椎体骨折或脊髓腹侧受压的患者，建议行前、后路联合手术。当然，即使是相同的前路或后路手术，在手术细节上也存在差异，不同手术医生均有自己的偏好和经验，因此具体手术入路的选择目前仍存在争议。

Patterson 和 Arbit 最早使用经椎弓根入路治疗胸椎椎间盘突出症[8]。经椎弓根行脊柱后方内固定的基础上再行脊髓腹侧减压，相较于传统的后路椎板切除手术，可以更充分地对腹侧神经进行减压。但该手术入路的缺陷是不能进行胸椎前柱的重建。经椎弓根入路适用于脊髓圆锥以上的脊柱骨折，以及后方支持带损伤，同时骨折块突入脊髓导致腹侧受压的情况。而对于脊髓圆锥以下的脊柱骨折，则没有必要采用经椎弓根入路，因为脊髓圆锥以下可向一侧牵拉硬脊膜，可以将脊髓前方的骨折块直接移除或向前方压实。

肋骨横突切除术最早报道于 1894 年，Menard 用该入路引流由脊柱结核导致的椎旁脓肿[9]。1933 年，Capener 改良了 Menard 提出的肋骨横突切除术，用于治疗胸部疾病[10]。随后，美国威斯康星州医学院的 Larson 等[11]进一步将肋骨横突切除术用于外侧胸腔外入路治疗脊柱

创伤性疾病、胸椎椎间盘突出以及脊柱肿瘤[12]。相比经椎弓根入路，肋骨横突入路可以移除更多骨块，对脊髓减压更加充分。此外，采用该手术入路可以完成前柱重建，通过切除椎体来纠正脊柱畸形（图 6.1）。对于 L1 或 L2 水平骨折，也可行该入路切除椎体，但难度较大，术中需要注意保护 L1 或 L2 神经根，对于术者是一个巨大的挑战[13]。经椎弓根或肋横突椎体切除术（后续文章中通称为肋横突入路）的主要适应证是胸段或胸腰段损伤（L2 或以上），存在后方支持带损伤和明显的前柱损伤，伴或不伴脊髓腹侧压迫导致的脊髓损伤。对于单纯椎体骨折而无神经损伤的患者，也可通过该手术入路进行椎体切除。

在后续的讨论中，经椎弓根入路或者经关节突入路存在自身的用途和优点，但对于某种类型骨折并非只有唯一的手术方式。

■ 手术技术

经椎弓根入路

经椎弓根入路可以替代创伤更大的后外侧入路或无法耐受前入路手术的患者[14]。

经椎弓根入路术中所用设备同传统后入路手术相类似。传统观念认为术中需要进行神经电生理监测，除非患者脊髓损伤只限于 A 级（AISA 分级）。正如前文所述，该手术入路适用于治疗 T2–T12/L1 的脊柱骨折。术中患者俯卧于可行透视的手术台上，充分暴露视野，剥

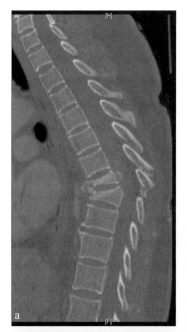

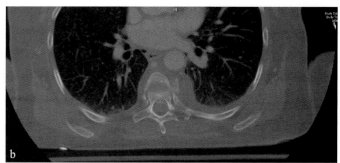

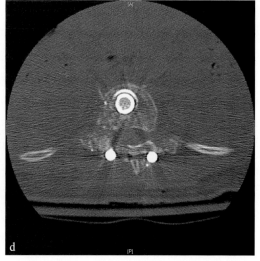

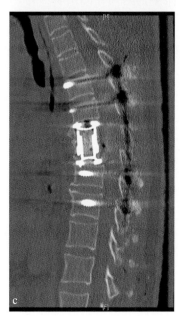

图 6.1　53 岁女性车祸导致 T7、T8 屈曲压缩型骨折，伴明显椎体压缩及后凸畸形，无神经损伤。术中解除椎管腹侧压迫，植入可撑开椎间融合器，后方 T5–T10 行椎弓根固定。a. 术前矢状位 CT。b. 术前轴位 CT。c. 术后矢状位 CT。d. 术后轴位 CT

离椎旁肌肉达骨膜。首先置入椎弓根螺钉，全椎板切除，完成脊髓后方减压。随后，根据脊髓受压的部位进行单侧或双侧椎弓根切除，最后取出椎管内的碎骨片[14, 15]。根据骨折形态，可以选择性的将碎骨片压入前方骨折的椎体或直接取出。脊髓圆锥以上节段，切忌牵拉脊髓以防脊髓损伤。对于胸段骨折，可以选择性切断单侧或双侧的神经根以方便术中操作。部分神经根切断可能导致相应神经支配区麻木，但并不影响患者的运动功能。而任何形式所致的脊髓牵拉损伤，特别是对脊髓前角的牵拉伤则可能导致术后严重的功能障碍，这需要绝对避免。充分神经减压后放置钛棒连接椎弓根钉以稳定固定脊柱。

经肋横突入路

　　经肋横突入路的术前准备同其他背侧手术入路相似。充分暴露术野，置入椎弓根螺钉。椎弓根螺钉一般置入受累节段以上和以下一个或多个节段。我们习惯将受累椎体下方的椎弓根螺钉尽可能靠近上终板置入，防止椎体切除后放置的椎间融合器及植骨发生沉降。对于年轻患者，应尽可能减少固定的节段。对于下胸椎或腰椎骨折，一般选择受累椎体上下各一个节段进行融合固定。相反，对于上或中胸椎损伤，椎弓根螺钉多固定受累椎体的上下各两个节段。对于老年患者，或存在骨质疏松、肥胖等因素的患者，有必要进行长节段固定以分散螺钉的应力。对于不存在神经损伤，单纯进行脊柱生物力学功能重建的患者，可以仅行一侧椎板切开，将肋骨横突切

除，保留棘突及对侧完整的后方结构以增加脊柱的稳定性。另一方面，对于存在神经损伤需要进行减压的患者，则需要进行全椎板切除达到背侧减压，然后根据脊髓压迫部位再进行单侧或双侧肋骨横突切除进行脊髓腹侧减压（图6.2）。

　　完成椎弓根螺钉植入、椎板切除后，为了暴露术野至胸椎椎体，需要切除至肋椎关节起大约 4 cm 的肋骨。对于 L1 节段，需要剥离椎旁肌以显露横突尖，随后切除横突及椎弓根。利用骨膜剥离器分开肋骨及胸膜，切除肋骨时注意将骨膜剥离器放置在肋骨前方以避免伤及胸膜。我们的经验习惯用 Midas M-8 型高速磨钻取代肋骨剪来切除肋骨，以保证切面光滑、平整。肋骨切除过程中若损伤胸膜，推荐进行术中修补。一旦出现肺损伤，需要放置胸腔闭式引流。

　　为方便术中操作，T2-T11 的神经根可以在分离后用 0 号丝线结扎，但需要尽可能保护 T12、L1、L2 神经根。经肋横突入路充分暴露受累椎体的侧方，包括损伤节段上方和下方的椎间盘。术中建议从左侧入路进入可以降低损伤 Adamkiewicz 动脉的风险[16]。需要注意的是，胸椎最大的分支脊髓节段动脉可能位于脊柱左侧 T8-L1 节段的任一位置，一旦损伤可能出现脊髓前动脉缺陷综合征。目前普遍认为一侧行椎体切除术时需要将对侧椎弓根固定，防止脊柱塌陷而损伤脊髓。切除受累椎体头端和尾端的椎间盘后，可用椎弓根钉棒系统适当撑开相邻的椎体以方便切除受累椎体。随后将其移除，从而在脊髓腹侧形成一个"涵洞"。如果患者不存在神经损伤，

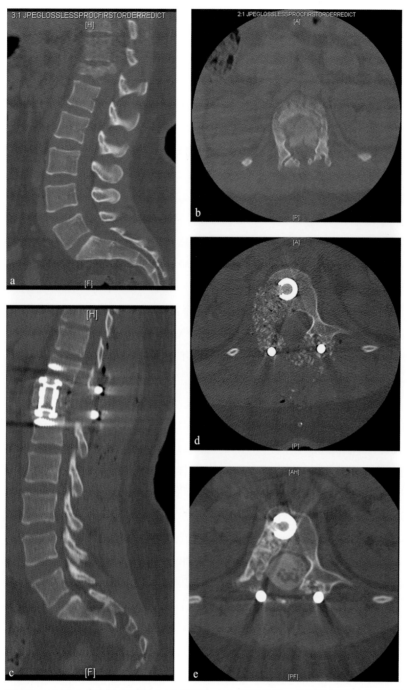

图 6.2　33 岁中年女性自楼梯上摔下导致 T12 爆裂骨折，骨折块明显突入椎管压迫脊髓导致不完全脊髓损伤（ASIA C 级，合并有大小便失禁）。右侧经肋横突入路移除椎管内骨折块，完成神经减压，植入椎间可撑开融合器，后方 T11、L1 行椎弓根钉固定。a. 术前矢状位 CT。b. 术前轴位 CT。c. 术后矢状位 CT。d. 术后轴位 CT。e. 术后 3 年随访轴位 CT 脊髓造影可见脊髓完全减压，手术部位植骨完全融合

则不必切除椎体后方皮质，只需要留出足够的空间用于椎间融合器的植入和植骨。如果存在神经损伤，则需要将突入椎管的碎骨片压回椎体或者直接取出以完成脊髓的环形减压。

术中需要进行双侧减压时，完成一侧操作后用棒固定该侧椎弓根螺钉，随后移除对侧连接棒，术者助手交换位置后即可对另一侧进行减压。对于存在神经损伤的患者，有必要进行脊髓腹侧的充分减压以提高神经功能恢复的可能。术者可以利用有角度的神经剥离器或探钩尽可能去除术中无法看到的碎骨块。也有学者建议使用口腔镜或者 70° 关节镜辅助手术，以保证充分减压。

减压完成后，在相邻完好的椎体之间放置可撑开融合器，撑开至合适的高度以恢复脊柱的正常序列。随后后方椎弓钉 – 棒系统适当加压进一步调整力线以提高前方融合器的稳定性，该技术可以很好地纠正脊柱畸形，恢复正常脊柱的力线。此外，对于不需要撑开加压的患者，也可以使用圆柱状融合器或者植入同种异体骨。植骨完成后逐层闭合切口完成手术。

▌ 并发症及局限性

然而，使用该入路治疗脊柱创伤的报道较少，大部分研究把转移性脊柱肿瘤作为该手术入路的首要指征。因此，虽然有很多研究报道该技术存在的并发症，但并非针对治疗创伤性疾病，这给该章节的讨论带来不便。

Akeyson 和 McCutcheon[14] 报道了 25 例经双侧椎弓根入路切除脊柱转移瘤的患者，有 13 例发生并发症，主要的并发症是需要再次手术，共 8 例。Wiggins 等[17] 报道 29 例经肋横突入路治疗脊柱转移瘤患者，并发症发生率达到 38%。其中大部分患者的并发症较轻，如深静脉血栓（DVT）、房颤、发热、非手术相关切口感染、气胸、脑脊液漏等。经肋横突切除入路治疗组中，1 例患者死亡（3%），2 例出现神经症状加重（7%）。对比经椎弓根入路，肋横突切除入路增加了气胸、血胸、神经血管束损伤等并发症的风险[18, 19]。虽然文献中所列举的用于治疗脊柱转移瘤的手术并发症发生率比较高，但和创伤相关的并发症的发生率却相对较低。

这两种入路也存在一定的局限性。经椎弓根入路虽然能经后方对腹侧神经进行减压，但不能进行前柱重建。而且大部分文献报道的脊柱转移瘤均为软组织压迫，相较于脊柱骨折导致的骨性压迫质地柔软，因此经椎弓根入路能否彻底去除腹侧的骨性压迫尚有疑问。同样的，转移瘤患者的预期寿命明显短于脊柱骨折的患者，对于预后的要求也低于年轻的创伤患者。因此，经椎弓根入路手术仅适用于少部分患者。

相比经椎弓根入路，经肋骨横突入路应用则更为广泛。正如前文所述，经肋骨横突入路不但能够进行脊髓减压，同时可以进行前柱重建。但是，该技术的缺陷在于术中对手术技巧要求较高，相比其他后入路手术，手术时间长，术中出血也较多。此外，气胸、胸主动脉损伤、腔静脉损伤、血胸、乳糜胸、纵隔感染、脊髓前动脉缺血综合征也是该入路潜在的并发症。术中需要切断部分神经根也是该入路的缺陷，但是对于胸段手术切断神经根是可以接受的。

相较于传统的前路开胸手术，经肋横突入路既存在自身优点也有一定的局限性。Lubelski 等[20]报道了 164 例患者，经肋横突入路并发症发生率为 15%，开胸入路并发症发生率为 39%。对于经肋横突入路，最常见的并发症是切口感染或切口裂开。此外，约 4% 患者诊断为下肢深静脉血栓（DVT）合并肺栓塞。经肋横突入路的再手术率小于开胸手术（1.2%VS3.5%），两者死亡率相近（1.2%VS1.5%）。对于前柱稳定而后部结构损伤的患者优先采用后路固定，当出现前柱不稳定时，前柱功能重建的重要性明显高于后方固定。在神经减压方面，前路手术可以直视下进行椎体切除及重建[21, 22]。因此，相较传统后路手术，对于椎体骨折块突入椎管压迫脊髓腹侧神经的患者仍首选前路手术。后入路手术则适用于脊髓后方结构受压的患者。对于同时存在脊髓腹侧和背侧受压的患者，可采用前后联合入路。经肋横突入路的优势在于可通过单纯后入路同时解除脊髓前后方的受压。T11-T12 节段，可以直接切断神经根以降低手术难度；T12-L2 节段则需要注意保护神经根，这在一定程度上增加了手术的难度。对于 L2 以下的节段，则不适合该手术入路，一方面是因为需要保护神经根，另一方面是因为腰椎的前凸和手术区域深度的增加给操作带来巨大的困难。

相比传统前路手术，经肋横突入路还有其他的优势。前路手术并发症发生率高于经肋横突入路。Faciszewski 等[23]报道 707 例前路手术，并发症发生率为 29%，其中包括死亡率（0.3%）、截瘫率（0.2%）、深部伤口感染率（0.6%）。其他报道的并发症包括 Horner 综合征、胸腔积液、主动脉破裂、脑脊液漏、肋间神经痛、气胸、假关节形成和截瘫。相比经肋横突入路，增加的潜在风险包括肺挫伤、乳糜胸、肺疝、脓胸、血胸和呼吸衰竭。相比经腹膜后或经胸腔入路，经肋横突入路存在一定的优势：首先，经腹膜后或经胸腔入路术中可能需要胸外科医师、血管外科医师或者普外科医师的协助；其次，经胸腔入路已被证实存在较多的并发症；再次脊柱骨折患者多合并有胸腔或者腹腔的多发伤，这类患者并不适合经胸腔或者经腹膜后入路手术。经肋横突入路虽然属于后入路，却能解决脊髓前方出现的问题，基于此点，我们更愿意选择经肋横突入路进行前柱重建以及脊髓的前方减压。对于 T12-L2 水平的骨折，我们采用后方经肋横突入路的病例明显多于经腹膜后入路，手术技巧上已基本可以胜任并取得较为满意的效果。

■ 本章小结

随着技术的不断进步，经椎弓根入路或经肋横突入路可以完全暴露术野至脊髓前方并进行相应术中操作。大多数微小的旁中央型碎骨块可以通过经椎弓根入路处理。而对于中央型病变或者存在明显前柱不稳的患者需要经肋横突入路进行直接减压及前柱重建。虽然经肋横突入路技术难度高，手术时间长，但是既可以达到与传统前方入路相同的手术效果又避免了经胸腔入路或经腹膜后入路产生的并发症。总之，可以通过经椎弓根入路进行脊髓前方减压，也可以通过经肋横突入路进行脊髓减压以及前柱重建，两者均是治疗脊柱创伤的有效工具。

要点

- 经肋横突入路是一种单纯后方入路可以进行 360° 环形减压及重建。
- 经肋横突入路可以进行前柱减压及重建，不侵犯胸腔及腹膜后空腔，特别适用于合并有胸部或腹部多发伤的脊柱创伤患者。
- 使用口腔镜或 70° 关节镜可以看到前方脊髓并且能确保前方充分减压。
- 经肋横突入路不但可以利用椎间融合器重建前柱结构，而且联合后方椎弓根钉—棒系统可以有效地纠正脊柱畸形，恢复正常的脊柱序列。
- 受累椎体下方的椎弓根螺钉尽可能靠近上终板置入，可以有效预防受累椎体内融合器及植骨的沉降。
- 术中即使损伤胸膜，也不需要进行胸腔闭式引流。

难点

- 经肋横突入路不适用于 L2 以下的椎体骨折；不切断神经根的前提下处理 T12—L2 水平的骨折对骨科医生也是一项挑战。
- 仅有少量文献选择脊柱创伤来研究经椎弓根入路或经肋横突入路。所以结论的证据并不充分，需要更多随机对照研究来比较这两种技术的临床效果。

■ 参考文献

5 篇"必读"文献

1. Inaba K, Kirkpatrick AW, Finkelstein J, et al. Blunt abdominal aortic trauma in association with thoracolumbar spine fractures. Injury 2001;32:201-207

2. Price C, Makintubee S, Herndon W, Istre GR. Epidemiology of traumatic spinal cord injury and acute hospitalization and rehabilitation charges for spinal cord injuries in Oklahoma, 1988-1990. Am J Epidemiol 1994;139:37-47

3. el-Khoury GY, Whitten CG. Trauma to the upper thoracic spine:anatomy, biomechanics, and unique imaging features. AJR Am J Roentgenol 1993;160:95-102

4. Gertzbein S. Fractures of the Thoracic and Lumbar Spine. Baltimore: Williams & Wilkins;1992

5. Andriacchi T, Schuitz A, Belytschko T, Galante J, A model for studies of mechanical interactions between the human spine and rib cage. J Biomech 1974;7:497-507

6. Stancić, MF, Gregorvić E, Nozica E, Penezić L. Anterior decompression and fixation versus tosterior reposition and semirigid fixation in the treatment of unstable burst thoracolumbar fracture: prospective clinical trial. Croat Med J 2001; 42: 49-53

7. Wood KB, Bohn D, Mehbod A, Anterior versus posterior treatment of stable thoracolumbar burst fractures without neurologic deficit: a prospective, randomized study. J Spinal Disord Tech 2005;18(Suppl):S15-S23

8. Patterson RH Jr, Arbit E. A surgical approach through the pedicle to protruded thoracic discs. J Neurosurg 1978;48:769-772

9. Ménard V. Causes de la paraplegia dans le mal de Pott. Son traitement chirurgical par l'ouverture direct du foyer tuberculeux des vertebras. Rev Orthop. 1894;5:47-64

10. Capener N. The evolution of lateral rhachotomy. J Bone Joint Surg Br 1954;36-B:173-179

11. Larson SJ, Holst RA, Hemmy DC, Sances A Jr. Lateral extracavitary approach to traumatic lesions of the thoracic and lumbar spine. J Neurosurg 1976;45:628-637

12. Lifshutz J, Lidar Z, Maiman D. Evolution of the lateral extracavitary approach to the spine. Neurosurg Focus 2004;16:E12

13. Chou D, Wang VY, Gupta N. Transpedicular corpectomy with posterior expandable cage placement for L1 burst fracture, J Clin Neurosci 2009;16:1069-1072

14. Akeyson E, McCutcheon I. Single-stage posterior vertebrectomy and replacement combined with posterior instrumentation for spinal metastasis. J Neurosurg Sci 1999;43:37-42

15. Bilsky MH. Transpedicular approach for thoracic disc herniations. Neurosurg Focus 2000;9:e3

16. Moore KL, Agur AMR. Essential Clinical Anatomy, 3rd ed. Philadelphia: Lippincott Williams & Wilkins; 2007

17. Wiggins GC, Mirza S, Bellabarba C, West GA, Chapman JR, Shaffrey CI. Perioperative complications with costotransversectomy and anterior approaches to thoracic and thoracolumbar tumors. Neurosurg Focus 2001;11:e4

18. Chou D, Wang VY. Trap-door rib-head osteotomies for posterior placement of expandable cages after transpedicular corpectomy: an alternative to lateral extracavitary and costotransversectomy approaches. J Neurosurg Spine 2009;10:40-45

19. Resnick DK, Benzel EC. Lateral extracavitary approach for thoracic and thoracolumbar spine trauma; operative complications. Neurosurgery 1998;43:796-802, discussion 802-803

20. Lubelski D, Abdullah KG, Steinmetz MP, et al. Lateral extracavitary, costotransversectomy, and transthoracic thoracotomy approaches to the thoracic spine: review of techniques and complications. J Spinal Disord Tech 2013;26:222-232

21. Burke TG, Caputy AJ. Treatment of thoracic disc herniation: evolution toward the minimally invasive thoracoscopic technique. Neurosurg Focus 2000;9:e9

22. Fourney DR, Gokaslan ZL. Anterior approaches for thoracolumbar metastatic spine tumors. Neurosurg Clin N Am 2004;15:443-451

23. Faciszewski T, Winter RB, Lonstein JE, Denis F, Johnson L. The surgical and medical perioperative complications of anterior spinal fusion surgery in the thoracic and lumbar spine in adults. A review of 1223 procedrues. Spine 1995; 20:1592-1599

24. Pettiford BL, Schuchert MJ, Jeyabalan G, et al. Technical challenges and utility of anterior exposure for thoracic spine pathology. Ann Thorac Surg 2008;86:1762-1768

7

后路短节段或长节段固定：固定范围的选择

原著 Luiz Roberto Vialle, Emiliano Vialle, Joana B.C.R. Guasque, Luiz Gustavo Dal Oglio Rocha

翻译 刘 鑫 郭昭庆

▇ 引言

胸腰椎骨折（TLFs）是一种常见的外伤，治疗方案的选择会受到很多因素的影响。病人的特点，受伤的机制，相关的损伤等都会对治疗方式产生影响。如何选择合适的手术时机和入路，以及确定需要固定的节段以实现满意的康复[1]，是制订治疗方案需要考虑的重要因素。

传统的内固定强调对受伤节段向上、向下各固定2个节段以提供足够的稳定性，实现早期活动，使患者尽早恢复活动能力，减少创伤性后凸畸形，内植物断裂，以及迟发性神经损伤的发生风险[1, 2]。同时，坚强的内固定可以实现充分的椎管减压，包括移除骨折的椎弓根和椎体碎骨块，为神经恢复提供有利条件[3, 4]。

20世纪80年代，短节段固定（SSF）逐渐兴起。仅在受伤部位的上下节段进行椎弓根螺钉固定。这种内固定方式无法恢复椎体前方结构的完整性，同时椎弓根螺钉的悬臂应力容易导致早期内植物固定失败、矢状位序列失稳以及骨融合失败[2]。

随着手术技术和内植物材料的不断发展，短节段固定逐渐成为可能，理论上讲短节段固定可以减少手术时间，降低住院花费，减少因固定导致的椎体活动度丢失。然而随着短节段固定广泛应用，固定失败率和远期并发症的发生率逐渐增加，增加1到2个节段的椎体活动度是否真的有益引发越来越多的质疑[1, 2, 4]。

本章节，我们主要讨论胸腰椎骨折短节段固定的基本原理，介绍相应患者的评估方法及手术技术。

▇ 短节段固定

TLFs的短节段固定要求在受累节段向上、向下各固定一个节段，有时也包括受累节段本身。包括骨折的椎弓根固定及前柱支撑固定[7, 8]。SSF通常是两节段的固定。对于某些横贯型骨折，如Chance骨折，仅对临近的活动节段进行固定即可实现短节段固定[8]。

提倡短节段固定者相信，减少手术创伤可避免很多并发症，尤其是对于多发伤及并发症较多的患者[6, 9]。

如今的技术可以让手术医生使用更小的切口或者微创技术来完成短节段固定。

适应征和手术技巧

单节段固定

单节段固定即经受累椎体的固定，术中最大限度地保留椎体。对于 A3 型、B1 型或 B2 型等没有严重前柱损伤的骨折是最理想的固定方式[10]，因为单节段固定无法恢复前柱的高度（图 7.1）。一项生物力学研究表明单节段固定和常规短节段固定相比具有相同的固定强度[11]。一组纳入 60 名 A3 型骨折患者的对照研究，一半患者应用单节段固定，另一半患者应用两节段固定。研究发现两组在平均手术时间，术中出血量及术后 VAS 评分方面均无显著差异[12]。

跨受累椎体两节段固定

跨受累椎体两节段固定，或称之为短节段固定（SSF）其最大的争议来源于内植物的失败，目前已经有较多文献进行了阐述[2, 13]。被称作"载荷分配"的分类原则第一个尝试分析了导致 SSF 失败的可能原因。这种分类原则可以帮助手术医生决定是否进行短节段固定，以及是否进行前方支撑的辅助手术[13]。尽

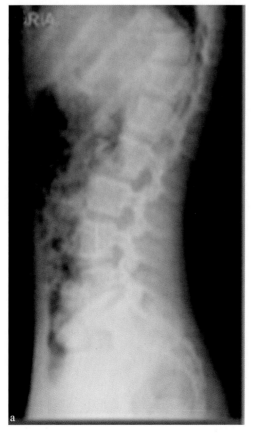 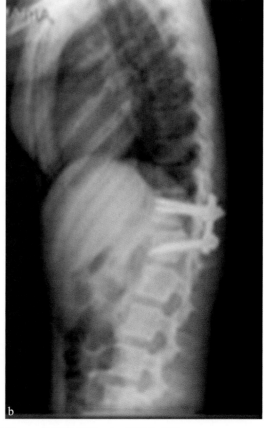

图 7.1　单节段经受累椎体固定：T11–T12 B2 型骨折。a. 术前 X 线片。b. 术后 X 线片

管很多手术医生将"载荷分配"评分作为参考，但始终未得到验证。很多研究对这种分类评分的适应证提出质疑，对内植物的种类（第一代椎弓根螺钉接骨板内固定器，平行椎弓根钉固定技术）提出疑问，同时指出其缺乏与韧带损伤相关的评估系统[14, 15]，以及合适的骨折分型系统。然而，"载荷分配"分类最大的贡献在于提出了椎体粉碎程度的概念及其在手术治疗中重要的参考意义。我们的经验是，严重的椎体粉碎性骨折应归类为 A3 型或 A4 型骨折[10]。

有些评分系统则更多的关注于手术的需求和入路的选择，而非固定的范围。最终选择何种评分，决定权仍掌握在手术医生手中[16]。

在我们看来，以下几项因素是决定短节段固定成功的关键（图 7.2）：恰当的骨折分型、合适的体位摆放、韧带牵张技术（Ligamentotaxis technique）的应用；分散的椎弓根螺钉、专属设计的内植物以及骨折节段的应力载荷分配。

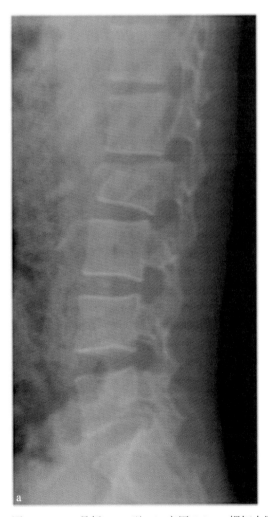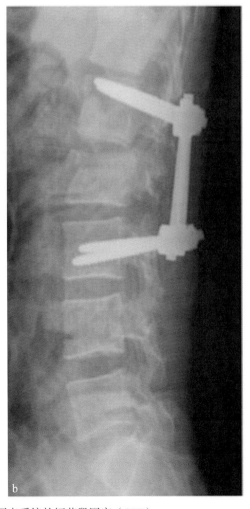

图 7.2　a. L2 骨折：A3 型。b. 应用 Schanz 螺钉内固定系统的短节段固定（SSF）

骨折分型系统

近年来，多种分型方法试图从影像学到临床表现多方面来对胸腰椎骨折进行详细阐释。正确的骨折分型至关重要，有助于了解骨折的形态，决定治疗的方式，以及复位和固定的需求。本书遵循最新 AOSpine 胸腰椎骨折分型原则[10]，因为其定义了适合短节段或长节段固定的最理想的骨折分型。平移暴力造成的脊柱损伤更适用长节段固定。这类暴力往往造成 C 型骨折或严重椎体粉碎的 B 型骨折。上述骨折无法依靠韧带牵张来治疗，只能依靠坚强的锚定来实现复位和固定。

体位摆放

患者的体位摆放是骨折复位的关键步骤。我们推荐将患者摆成"四柱式"体位，通过脊柱前凸的体位及向前纵韧带施加的张力初步复位骨折。如果将患者置于脊柱后凸的体位，则不易实现骨折复位，反而增加了固定失败的风险。这种"四柱式"体位主要适用于 A 型骨折或某些 B 型骨折，不适用于 B3 型骨折。

韧带伸展牵张

韧带牵张技术是通过韧带等骨牵拉装置的牵拉伸展，将骨折碎片牵拉复位的技术。这种张力牵拉对 SSF 的成功起重要作用，可以帮助手术医生确认通过韧带牵拉能否复位成功，或者是否需要使用其他的复位技术。

伴有韧带损伤的骨折不适用韧带牵张技术。这类损伤包括：C 型骨折、部分 B 型骨折以及一种不常见的 A4 型骨折。这种 A4 型骨折表现为椎体骨折碎片旋转 180°，提示后纵韧带断裂。这种损伤可以通过"反皮质征"来确诊。这类 A4 型骨折同样可以通过 SSF 实现充分减压和良好复位。

分散置钉和内植物

平行置入椎弓根螺钉（例如退变性畸形中椎弓根螺钉的置入）使螺钉大部分固定在椎弓根上，增加了内植物断裂的风险，尤其是在骨折愈合不良及复位不满意的条件下。此外，多轴椎弓根螺钉固定限制了螺钉与钛棒之间相互接触产生的悬臂作用力，从而影响了矫形的效果。多轴椎弓根螺钉因其头端可以活动也会影响复位的效果[17]。

相对于平行置钉，分散置钉可以增加螺钉与骨质接触面的把持力，减少对前柱的张力。需要强调的是，与平行置钉中螺钉—钛棒呈直角桥接相比，这种技术必然会减少螺钉与钛棒之间桥接的机械应力，而这种应力改变正好可以减少内固定失败的风险。Ouellet 等[18]的研究阐释了这种固定装置的生物力学优势，并确定了最佳置钉通道。他们设定的置钉通道为自椎弓根皮质下 5 mm 至椎体前上角，自椎弓根皮质上 5 mm 至椎体前下角。该置钉通道可应用直径 6 mm 的椎弓根螺钉（图 7.3）。

该技术最根本的原则就是椎弓根钉与钛棒之间形成斜角，因此不适合应用传统的椎弓根螺钉。常规的钉棒系统中钛棒随着椎弓根螺钉的走形呈前凸，这有时与胸腰椎的生理解剖形态不符。我们使用了一种独立的螺钉—钛棒内固定系统，可以使椎弓根钉与钛棒之间以若

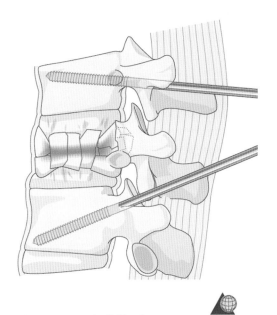

图 7.3 Schanz 钉分散置钉

干自由活动度互相连接，这样就能更好地适应矫形操作。这种内固定系统以及其他类似的专为胸腰椎骨折设计的内固定装置，都可以对脊柱施加独立的作用力以达到矫形的效果（图 7.4），对于 A 型压缩型骨折和 B 型爆裂型骨折均可实现坚强的内固定。这些装置也可以通过韧带牵张间接起到椎管减压的效果（图 7.5）。

在分散性置钉之前，矫形主要依靠体位摆放和钛棒的预弯，这就增加了椎弓根钉和骨质接触面的应力，有时需要更多的椎弓根钉来延长固定的范围。有研究报道术中可以使用横突钩或椎板钩来保护椎弓根螺钉，但是失败率相对较高[19, 20]。

受累椎体的载荷分享

一些胸腰椎骨折粉碎极为严重，或者即使没有完全粉碎，也大大增加了使用内植物固定的难度和内固定的失败率。受累椎体使用椎弓根螺钉或进行前方支撑固定，既可降低内固定失败的风险，又能同时保留短节段固定的优势[21, 22]。

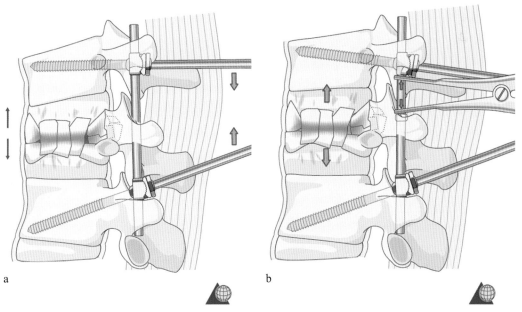

a   b

图 7.4 通过内固定进行复位。a. 第一步：通过螺钉尾端加压纠正后凸畸形。b. 第二步：恢复椎体高度以及韧带牵拉

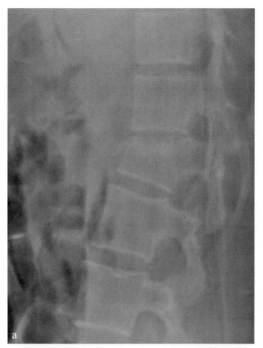
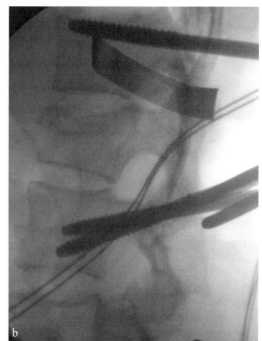
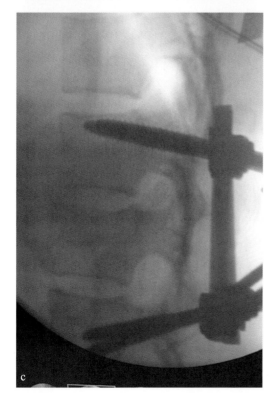

图 7.5　T12/L1 B2 型骨折（L1：A1 型），通过韧带牵拉作用和分散置钉的悬臂作用行矫正复位。a. 术前 X 线片。b. 术中复位操作前 X 线片。c. 复位后 X 线片

Nortond 等[23] 进行的一项解剖生物力学研究表明，该技术可以增加 31% 的内固定稳定性。相关临床研究显示与未经受累椎体固定的 SSF 相比，这种经受累椎体固定的技术可显著降低矫正角度的丢失[21, 24, 25]。因为同一受累椎体置入两枚椎弓根钉会影响前方减压的效果，所以我们也采用了之前文献报道的在受累椎体单侧（右侧）置入椎弓根螺钉的方法[26, 27]（图 7.6）。

近年来，内固定同时行受累椎体成形术的技术逐渐兴起，因为可以恢复和维持椎体高度[28]，所以这种方法逐渐被越来越多医生所青睐。虽然没有明确的证据支持这种技术，但我们仍认为这种技术适用于骨质疏松的 A4 型骨折患者（图 7.7）。

■ 长节段后路融合

C 型骨折往往由高能量损伤所致，这类骨折通常伴随严重的神经功能受损。

在旋转剪切暴力和屈伸暴力的联合作用下，骨性结构和韧带均遭受严重损伤。对于不完全脊髓损伤，早期的减压和融合是最主要的治疗方法。对于脊柱骨折的复位、损伤韧带的修复以及固定来讲最佳的手术方法，就是经由脊柱后方入路进行复位、多节段固定以及植骨融合。

长节段后路融合技术可以提供旋转和平移双重稳定性。在一项骨折模型实验中，短节段固定的基础上增加导引节段的椎弓根螺钉固定可以显著增加稳定性，然而这种稳定性仍然不及长节段固定。因此，极不稳定的骨折需要行长节段固定以达到稳定固定。这也是 C 型骨折治疗的金标准。需要特别注意避免漏诊 C 型骨折。事实上，极不稳定的骨折往往呈对齐有序的排列，但是一些其他类型的骨折，例如多发肋骨骨折、多发横贯型骨折、多节段的细微骨折等作为导致不稳定的主要原因，可能会导致 C 型骨折的漏诊。

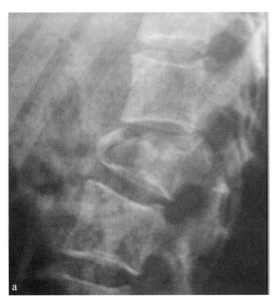
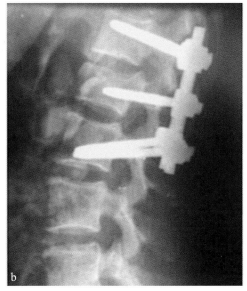

图 7.6　a. T12/L1 B2 型骨折（L1：A1 型）。b. 短节段固定并于受累椎体右侧行椎弓根置钉

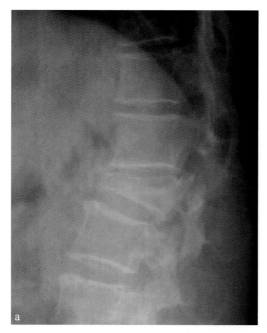

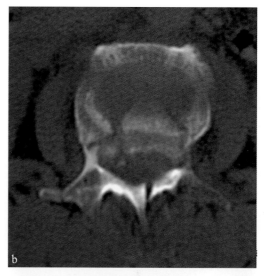

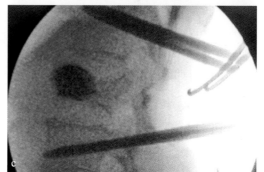

图 7.7　骨质疏松患者的胸腰椎骨折应用短节段固定联合受累椎体成形术。a. X 线显示 L2 椎体 A4 型骨折。b. CT 横断面扫描。c. 置入球囊撑开器完成椎体成形术

在行长节段后路融合时，需要在受累椎体的上、下各固定至少两个节段。在需要固定节段的左右两侧均置入椎弓根螺钉，然后通过长钛棒与椎弓根螺钉连接固定。融合可仅局限于受累椎体。当存在旋转不稳时，需在两根钛棒之间加装横连。

■ 短节段固定联合前方支撑

当出现以下 3 种情况时，我们建议行短节段固定融合的同时，需要联合前方支撑固定。

1. 神经减压困难。当无法通过韧带复合体的牵张作用以及去除后方碎骨块的方式进行减压时，后路短节段固定必须联合前方入路才能实现椎管的完全减压。

2. 对 A4 型骨折选择后路平行置钉而非分散置钉。为减少置钉失败率，须行联合前方支撑。

3. 部分 A2 型骨折。因为易形成假关节以及短节段固定后易残留后凸畸形；与此同时，是否需要行前方支撑还取决于骨块分离的程度、患者的年龄以及合并疾病的情况。

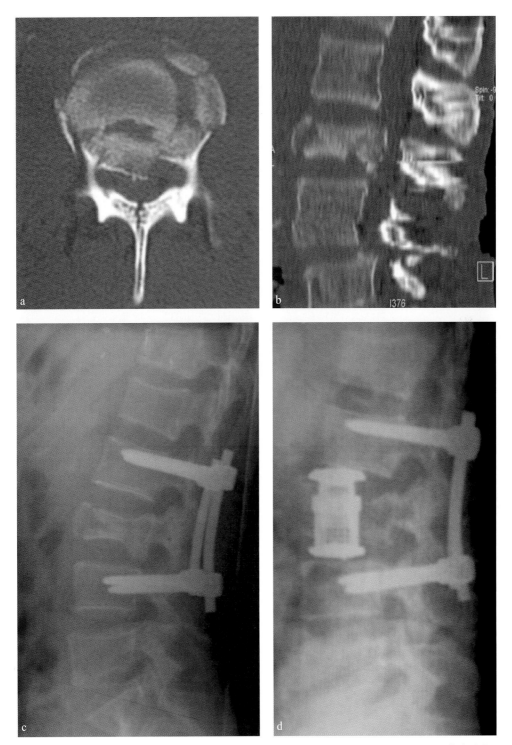

图 7.8　L3 椎体 A4 型骨折，应用常规椎弓根钉行短节段固定后，加压不完全同时椎体高度恢复差，二期行前路椎体次全切及前方支撑。a，b. 术前 CT 扫描。c. 行短节段固定术后 X 线片。d. 前路椎体次全切及置入可撑开 cage 后 X 线片

这种短节段固定联合前方支撑的方式可使减压更充分,固定更稳定(图7.8)。然而,如果短节段固定的效果达到预期的手术计划时,前方支撑往往不是必需的。但是,如果在术前制订方案时即存在疑虑,那么前方固定应作为首选方案,且应是唯一方案。

长节段固定和短节段固定的对比

近年来,关于胸腰椎骨折手术选择长节段还是短节段固定的回顾性研究,由于样本量较小,且患者的选择标准、手术技术的应用、评价方法的选择存在很大的差异,所以最终的结果也大相径庭[29, 30],这在很大程度上限制了对这些研究进行严格的分析和评价。

最近在一项关于胸腰椎骨折中使用椎弓根钉的meta分析中,仅筛选出8篇(448例患者)随机对照试验的研究,且8篇文献均存在不同程度的偏倚[6]。这8篇文献共从五个方面对比了长节段和短节段固定的差异,并没有发现二者有显著的优劣之分:

- 长节段和短节段固定疗效对比(2项随机对照试验[7, 22])
- 短节段固定联合与不联合经椎弓根植骨对比(1项随机对照试验[31])
- 短节段固定联合与不联合经受累椎体固定对比(2项随机对照试验[21, 22])
- 短节段固定与单节段经受累椎体固定的疗效对比(1项随机对照试验[8])
- 短节段固定中融合与非融合对比(3项随机对照试验[3, 25, 32])

本章小结

并非所有的脊柱骨折都需要进行手术治疗。手术指征明确的患者,手术医生必须在长节段固定和短节段固定之间做出合理的选择,也可以在开放手术和微创手术间进行选择。本章节内容可以帮助手术医生制订手术方案,明确脊柱骨折AOspine分型。我们推荐对所有的C型骨折行长节段固定。A2型、A3型和A4型骨折(压缩骨折)可以应用专门设计的内固定物行短节段固定,在此推荐Schanz螺钉作为短节段固定的最佳选择。B1型和B2型骨折,在骨折粉碎程度允许的条件下,也可以从短节段固定中受益。当短节段固定存在减压不彻底及缺乏稳定性时,需要二期联合前路手术固定。我们认为,短节段固定成功与否关键在于内固定器械的选择和分散性螺钉的置入,熟练掌握内固定器械的应用技术是能否获得满意疗效的必要前提。为获得更详细的信息,可登录网址 www.aosurgery.org 查询脊柱创伤章节,附有微创手术及开放手术使用Schanz螺钉技术的详细介绍。

要点

- ◆ 影响胸腰椎骨折的治疗方式的因素是多元的。
- ◆ 重视椎弓根螺钉置入和矫正度的纠正等技术要点是短节段固定能否成功的关键。
- ◆ A型和B型骨折可以应用短节段固定。
- ◆ C型骨折需行长节段固定。

- 分散的桥接结构比张力带结构更加坚固。
- 短节段固定联合导引节段固定可以增加稳定性。
- 复位后的评估可以帮助决定是否需要增加受累椎体的固定或者行前柱支撑固定。

难点

- 根据质量较差或不充分的影像学资料决定手术的方式。
- 错误的理解AOspine脊柱损伤分型。
- 短节段固定中使用了不恰当的内固定器械。
- 将B2型骨折误诊为A型骨折。
- 漏诊C型骨折。
- 忽略了高能损伤的影像学征象。

参考文献

5篇"必读"文献

1. Vialle LR, Vialle E. Thoracic spine fractures. Injury 2005;36(2, Suppl 2):B65-B72

2. McLain RF, Sparling E, Benson DR. Early failure of short-segment pedicle instrumentation for thoracolumbar fractures. A preliminary report. J Bone Joint Surg Am 1993;75:162-167

3. Tezeren G, Bulut O, Tukenmez M, Ozturk H, Oztemur Z, Ozturk A. Long segment instrumentation of thoracolumbar burst fracture:fusion versus nonfusion J Back Musculoskeletal Rehabil 2009;22:107-112

4. Altay M, Ozkurt B, Aktekin CN, Ozturk AM, Dogan O, Tabak AY. Treatment of unstable thoracolumbar junction burst fractures with short-or long-segment posterior fixation in Magerl type a fractures. Eur Spine J 2007;16:1145-1155

5. Moelmer M, Gehrchen M, Dahl B. Long-term functional results after short-segment pedicle fixation of thoracolumbar fractures. Injury 2013;44:1843-1846

6. Cheng LM,Wang JJ, Zeng ZL et al. Pedicle screw fixation for traumatic fractures of the thoracic and lumbar spine. Cochrane Database Syst Rev 2013;5:CD009073

7. Tezeren G,Kuru I.Posterior fixation of thoracolumbar burst fracture: short-segment pedicle fixation versus long-segment instrumentation. J Spinal Disord Tech 2005; 18:485-488

8. Wei FX, Liu SY, Liang CX, et al. Transpedicular fixation in management of thoracolumbar burst fractures: monosegmental fixation versus short-segment instrumentaiton. Spine 2010;35:E714-E720

9. Wood KB, Li W, Lebl DR, Ploumis A. Management of thoracolumbar spine fractures. Spine J 2014;14: 145-164

10. Vaccaro AR, Oner C, Kepler CK, et al; AOSpine Spinal Cord Injury & Trauma Knowledge Forum. AOSpine thoracolumbar spine injury classification system: fracture description, neurological status, and key modifiers. Spine 2013;38:2028-2037

11. Xu G, Fu X, Du C, et al. Biomechanical comparison of mono-segment transpedicular fixation with shortsegment fixation for treatment of thoracolumbar fractures: a finite element analysis. Proc Inst Mech Eng H 2014;228:1005-1013

12. Li X, Ma Y, Dong J, Zhou XG, Li J. Retrospective analysis of treatment of thoracolumbar burst fracture using mono-segment pedicle instrumentation compared with short-segment pedicle instrumentation. Eur Spine J 2012;21:2034-2042

13. McCormack T, Karaikovic E, Gaines RW. The load sharing classification of spine fractures. Spine 1994; 19:1741-1744

14. Dai LY,Jin WJ. Interobserver and intraobserver reliability in the load sharing classification of the assessment of thoracolumbar burst fractures. Spine 2005;30:354-358

15. Radcliff K, Kepler CK, Rubin TA, et al. Does the loadsharing classification predict ligamentous injury, neurological injury, and the need for surgery in patients with thoracolumbar burst fractures?: clinical article. J Neurosurg Spine 2012;16:534-538

16. Vaccaro AR, Lehman RA Jr, Hurlbert RJ, et al. A new classification of thoracolumbar injuries: the importance of injury morphology, the integrity of the posterior ligamentous complex, and neurologic status. Spine 2005;30:2325-2333

17. Wang H, Li C,Liu T, Zhao W-D, Zhou Y. Biomechanical efficacy of monoaxial or polyaxial pedicle screw and additional screw insertion at the level of fracture, in lumbar burst fracture: an experimental study. Indian J Orthop 2012;46:395-401

18. Ouellet JA, Richards C, Sardar ZM, et al. Finite element analysis and biomechanical comparison of short posterior spinal instrumentation with divergent bridge construct versus parallel tension band construct for thoracolumbar spine fractures. Global Spine J 2013;3:85-94

19. McKinley TO, McLain RF, Yerby SA, Sharkey NA, Sarigul-Klijn N, Smith TS. Characteristics of pedicle screw loading. Effect of surgical technique on intravertebral and intrapedicular bending moments. Spine 1999;24:18-24

20. McLain RF. The biomechanics of long versus short fixation for thoracolumbar spine fractures. Spine 2006;31(11, Suppl):S70-S79, discussion S104

21. Farrokhi MR, Razmkon A, Maghami Z, Nikoo Z. Inclusion of the fracture level in short segment fixation of thoracolumbar fractures. Eur Spine J 2010;19:1651-1656

22. Guven O, Kocaoglu B, Bezer M, Aydin N, Nalbantoglu U.The use of screw at the fracture level in the treatment of thoracolumbar burst fractures. J Spinal Disord Tech 2009; 22:417-421

23. Norton RP, Milne EL, Kaimrajh DN, Eismont FJ, Latta LL, Williams SK. Biomechanical analysis of four-versus six-screw constructs for short-segment pedicle screw and rod instrumentation of unstable thoracolumbar fractures. Spine J 2014;14:1734-1739

24. Kose KC, Inanmaz ME, Isik C, Basar H, Caliskan I, Bal E. Short segment pedicle screw instrumentation with an index level screw and cantilevered hyperlordotic reduction in the treatment of type-A fractures of the thoracolumbar spine. Bone Joint J 2014;96-B:541-547

25. Dai LY, Jiang LS, Jiang SD. Posterior short-segment fixation with or without fusion for thoracolumbar burst fractures. a five to seven-year prospective randomized study. J Bone Joint Surg Am 2009;91:1033-1041

26. Zeng ZL, Cheng LM, Qian L, Jia YW, Yu Y, Wang JJ. [Unilateral pedicle screw fixation through the pedicle of fractured vertebra in combination with the short segment of pedicle screw in the treatment of thoracolumbar fracture of mild to moderate instability]. Zhonghua Wai Ke Za Zhi 2012;50:234-237

27. Zeng ZL, Cheng LM, Li SZ, et al. [Unilateral versus bilateral pedicle fixation at the level of fracture in the treatment of thoracolumbar fractures with mild to moderate instability]. Zhonghua Yi Xue Za Zhi 2013;93:2117-2121

28. He D, Wu L, Sheng X, et al. Internal fixation with percutaneous kyphoplasty compared with simple percutaneous kyphoplasty for thoracolumbar burst fractures in elderly patients: a prospective randomized controlled trial. Eur Spine J 2013;22:2256-2263

29. Chou P-H, Ma H-L, Wang S-T, Liu C-L, Chang M-C, Yu W-K. Fusion may not be a necessary procedure for surgically treated burst fractures

of the thoracolumbar and lumbar spines: a follow-up of at least ten years. J Bone Joint Surg Am 2014; 96: 1724-1731

30. Lee JK, Jang JW, Kim TW, Kim TS, Kim SH, Moon SJ. Percutaneous short-segment pedicle screw placement without fusion in the treatment of thoracolumbar burst fractures: is it effective?: comparative study with open short-segment pedicle screw fixation with posterolateral fusion. Acta Neurochir (Wien) 2013;155:2305-2312, discussion 2312

31. Alanay A, Acaroglu E, Yazici M, Aksoy C, Surat A. The effect of transpedicular intracorporeal grafting in the treatment of thoracolumbar burst fractures on canal remodeling. Eur Spine J 2001;10:512-516

32. Wang ST, Ma HL, Liu CL, Yu WK, Chang MC, Chen TH. Is fusion necessary for surgically treated burst fractures of the thoracolumbar and lumbar spine?: a prospective, randomized study. Spine 2006;31:2646-2652, discussion 2653

8

爆裂骨折的治疗

原著　F. Cumhur Oner, J. J. Verlaan
翻译　孙卓然　曾岩

■ 引言

爆裂骨折是一个很广泛的概念，包括很多类型，多发生于脊柱的胸腰段，20 世纪 50 年代最先由 Nicoll 描述。该损伤的分型和治疗一直存在争议，尤其是对于无明显神经功能受损的情况。这种骨折的治疗在全球范围不同地域存在着很大的区别，目前还未达成明确的共识。

爆裂骨折定义为椎体终板骨折并累及椎体后壁，骨折可侵及椎管（图 8.1、8.2）产生潜在性的神经损伤。是否合并有后张力带的损伤对于治疗的选择和预后的判断十分重要。胸腰椎损伤分型和损伤程度评分（TLICS）系统以及 AO SPINE 分型中 A 型和 B 型关于后方韧带复合体（PLC）的损伤类型反映了这一问题的重要性（图 8.3）。总体上，脊柱创伤学者们对于爆裂骨折合并后方张力带损伤（TLICS：PLC 损伤[+]；AOSpine B2 型）或者移位的患者（C 型），通常需要手术进行稳定固定，即使不存在神经损伤，手术对于防止进展性畸形或继发神经损伤也是有益的。之前有文献报道，是否累及后方张力带损伤并不明确，应该仔细甄别这些文献的报道结果。然而，即

使进行了先进的影像学检查，也无法辨别是否累及后方张力带损伤。即使是核磁共振，后方韧带复合体的完整性也未必能完全显示出来[1]。

另一个具有争议的问题是爆裂骨折中椎体碎裂的程度。基于负荷分配类型可以判断骨折后进行性畸形和复位丢失过程中前柱负荷应力的改变情况。新 AOSpine 分型中 A3 型（单一终板骨折）和 A4 型（双终板骨折）分型说明了这个问题（图 8.1、8.2）。

另一个影响应力分布的因素是骨的质量和强度，受骨质疏松的影响很大。由于脊柱创伤的中年患者数量逐渐增加，因此发生爆裂骨折后对其预后难以准确判断（图 8.4）。

■ 手术治疗与非手术治疗

目前对于骨折的治疗尚存在诸多争议，A3 型和 A4 型骨折（通常称为稳定的爆裂骨折，后方韧带复合体完整）的复位和固定指征仍存在争议。保守治疗和手术治疗都有较好的临床结果报道。通过临床结果进行直接比较通常是比较困难的，因为缺乏统一的分型标准。即使

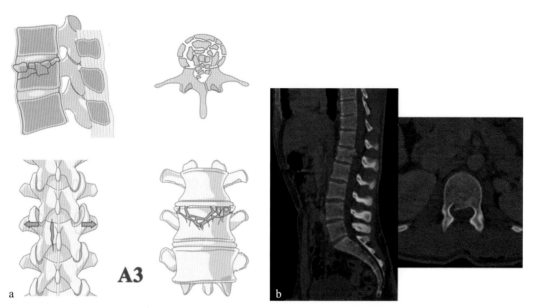

图 8.1　AOSpine A3 分型。a. 图示为爆裂骨折，终板骨折，累及任意椎体后壁。单终板骨折，后方韧带复合体是完整的。b. 典型的 A3 型 L1 爆裂骨折

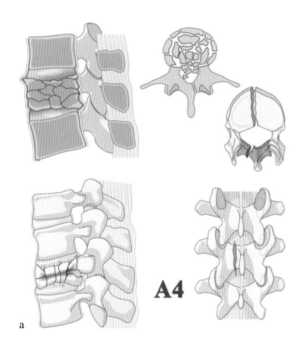

图 8.2　AOSpine A4 分型。a. 图示为上下终板骨折的爆裂骨折，累及任意椎体后壁。后方韧带复合体是完整的

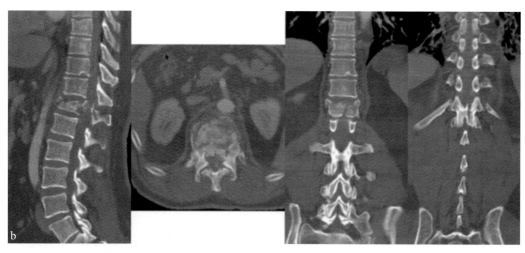

图 8.2（续）　b. 典型的 A4 型 T12 骨折

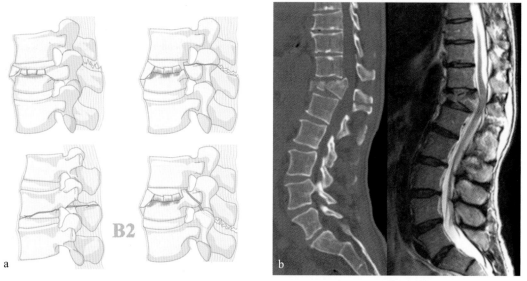

图 8.3　AOSpine B2 分型。a.B2 型损伤通常是爆裂骨折，同时合并后方张力带中骨和 / 或韧带的损伤。b. 典型病例，骨折合并后方张力带损伤，分型依据：T12–L1 B2 型，T12 A4 型

使用相同的分型，但是观察者间也存在差异，而且目前尚缺乏有效的评分标准。

目前有 3 篇高质量的研究对比了没有神经症状的胸腰段爆裂骨折分别采用保守治疗和手术治疗的差异[2]。Shen 等[3] 对 80 例单节段 T11–L2 范围爆裂骨折的患者进行前瞻性研究，比较了分别采用自制的过伸支具固定和手术后路内固定的疗效。排除骨折脱位和椎弓骨折的患者。该研究属于前瞻性设计，但 7 例被分至手术组的病例因拒绝手术而被重新分配至保守组治疗。随访 2 年后

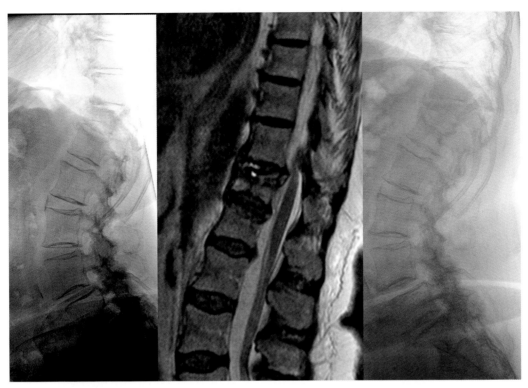

图 8.4　骨质疏松对于爆裂骨折中的应力分配具有重要影响。MRI 显示的后方韧带复合体完整的患者，保守治疗后椎体会发生进一步塌陷，并出现继发性的神经损伤

分别报道影像学和功能评分的结果。在手术组中，后凸畸形最初改善了 17°，但术后矫正的度数逐渐丢失。随访 1 个月和 3 个月时，手术患者的 VAS 评分和 Greenough 腰痛评分明显低于非手术患者。但在术后随访 1 年和 2 年时，手术组和非手术组间的这 2 项评分不存在明显差异。

Wood 等[4] 对 47 例 T10-L2 爆裂骨折患者进行随机对照研究，比较了外固定（躯体石膏或支具）与前路、后路固定融合的治疗效果。排除爆裂骨折合并后柱断裂的患者，平均随访 3.7 年后报道了影像学和功能评分结果。两组间恢复工作的时间、后凸畸形角度、VAS 疼痛

评分、ODI 功能障碍评分、RMDQ 评分均没有显著性差异。非手术组 SF-36 的生理机能和职能维度的评分更高。而手术组的并发症较多见。在这篇研究中。采用了多种前路和后路的手术技术，而且手术组与非手术组的划分没有统一的标准。手术组的并发症发生率比之前报道的要高。

Siebenga 等[5] 对 32 例 T10-L4 爆裂骨折进行随机对照研究，对比了卧床佩戴 Jewett 支具和后路手术短节段固定的疗效，平均随访 4.3 年后行影像学和功能评分。手术组在 VAS 疼痛评分、RMDQ 评分、恢复工作率方面有明显优势，并且后凸畸形的发生率较低。两组在并发

症发生率方面没有明显差异。

在一篇系统评价中，作者将研究的结果综合在一起，进行了meta分析，发现手术治疗组和保守治疗组，在疼痛、后凸角度、RMDQ评分、恢复工作率等方面没有明显差异[6]。手术组在影像学矫正占有优势（末次随访时保守治疗组3.3°，手术组1.8°），但是手术组并发症发生率较高，花费也较多。

根据Bakhsheshian等[2]的研究，低质量的证据表明，对于保守治疗的患者，较高的应力分配可能与较低的功能结果存在相关性。事实上，所有上述提到有关手术与非手术疗效比较的研究，其证剧等级均较低，可靠性不高。

因此，目前还没有令人信服的证据说明，对于没有神经功能损伤的A型爆裂骨折是否该进行手术治疗。然而，临床中区分稳定和不稳定的爆裂骨折相对较为困难[7]。无论是否进行手术，大多数稳定的爆裂骨折在一年内能够得到很好的愈合，并且没有出现严重的并发症（图8.5）。尽管比较不同治疗方式的花费和效益相对较为困难，但手术治疗的直接花费明显比保守治疗要高[8]。

基于目前文献的结果和术者的经验，对于这些尚未解决的问题不同指南间尚未达成一致。北美的大多数指南和经验推荐非手术治疗，但是一些北美的脊柱外科医生和神经外科医生，在学术活动和临床实践中，并且在ACSR学术会议上，对于没有神经功能损伤的A型爆裂骨折，大多数会选择手术治疗[9]。这显示出临床治疗和文献报道之间的差异。所以，仍有一些问题值得讨论。首先，目前还未对脊柱创伤的临床效果进行很

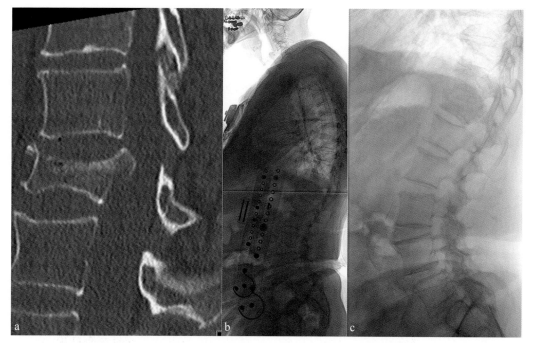

图8.5　a，b.53岁女性，A3型骨折，没有神经功能损伤，使用支具保守治疗。c.保守治疗1年后，骨折愈合，伴有后凸畸形。患者没有临床症状

好的定义，目前尚无针对脊柱创伤患者的临床效果评分[10]。尽管伤后一年的功能结果没有差异，但是对于年轻或者较为积极的患者通过手术治疗可以更快地恢复，具有潜在的社会经济效益[3, 5]。但是目前现有的评分工具无法体现出这种差别。

其次，稳定爆裂骨折患者保守治疗后其远期随访可以获得很好的临床效果[12]，但背部残留的畸形会对患者造成影响，而目前还未有相关的报道[11]。随着脊柱外科医生越来越关注矢状位平衡的重要性，他们可能不愿意接受年轻患者存在脊柱畸形（图 8.6）。事实上，关于可接受的残余畸形的程度，以及远期出现的陈旧性后凸畸形的原因，目前并未达成共识。如果保守治疗失败，再进行脊柱

矫形手术，其结果可能会令人失望[13]。

最近的一篇综述进行总结：

两篇样本量不大、存在偏倚的随机对照研究所得出的相互矛盾的结果，并不足以说明对于没有神经功能障碍的胸腰段爆裂骨折患者，究竟是手术治疗还是保守治疗更能获得良好的疼痛改善和功能恢复。然而可以明确的是，手术治疗会出现早期并发症，并且医疗花费较高[14]。

非手术治疗：选择支具吗?

胸腰段爆裂骨折的保守治疗包括不同时间的卧床休息，然后活动时穿戴石膏背心。由于确定后方韧带复合体损伤的诊断和检查方法有限，采取保守治疗的这类骨折包括 A 型和 B 型损伤。通

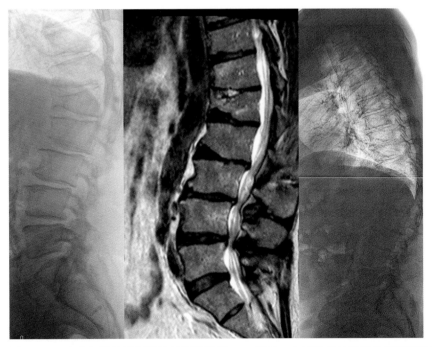

图 8.6　64 岁老年男性进行性神经源性跛行。32 岁时，由于没有神经症状的胸腰段骨折接受石膏固定保守治疗。目前的疑问是，这种伴矢状位失衡的陈旧性骨折后凸畸形对伴有症状的腰椎管狭窄的发生具有多大的影响

常需要制动 3~6 个月的时间。然后由外科医生鉴定骨折是否稳定，以便更换不同的制动工具（如目前广泛使用的塑料固定支具）。通过这种方式，患者能够早日出院，并恢复正常的日常活动。Bakhshehian 等[2]对比分析了不同保守治疗方法的疗效，并发表了 16 篇研究结果。Stadhouder 等[15]对 25 例患者进行12 周随访，对比了热塑性可拆卸支具和巴黎型管型石膏固定的疗效。发现在后凸角度变化、VAS 疼痛评分、ODI 功能障碍评分方面，这两种方式没有明显差别。Bakhshehian 等对 13 篇研究进行系统分析后，同样发现不同制动方式间的临床效果没有显著差异。

最近，对于 A 型爆裂骨折行支具固定的整体疗效提出了质疑。Bailey 等[16]进行了是否使用支具的对比研究。他们设立了严格的纳入标准，排除了潜在的不稳定骨折。两组间的结果是相同的，提示支具对于这类骨折的治疗并没有额外的作用。有趣的是，尽管作者设立了严格的纳入标准，但在全部 96 例患者中，有 5 例患者在住院期间接受了手术治疗，并且 1 名患者在初次住院治疗 8 个月后，接受了截骨矫形手术。

所以，稳定骨折的保守治疗，不同制动方式间可能会出现相同的临床效果。最近一篇高质量文献发现，采用何种制动方式，对临床效果无明显影响[16]。

■ 手术技术：前路，后路，或者前后联合入路

对于没有神经功能损伤的脊柱损伤患者，手术治疗的目的是尽可能减少功能丢失，恢复解剖形态并早期活动。目前有多种术式用于该类损伤的治疗。大体上可以分为 3 种：前路固定、后路固定和前后联合入路固定。过去 20 年，开放后路椎弓根螺钉固定是最常用的术式（图 8.7）。对于爆裂骨折患者，最常见的术式是短节段固定（骨折节段的上下各一个节段）。一些学者同样报道了为了达到更为坚固的固定，可进行椎弓根螺钉固定（三点固定）。在一些国家，尤其是在欧洲，后路复位之后常于二期行前路固定和融合。单纯前路技术由于失败率较高应用较少。

目前还没有公认的最佳术式既可以达到手术目的，又能将患者的损伤降到最低。由于已发表的文献报道纳入了不同类型的骨折，伴或不伴有神经功能损伤的病例，很难找到针对单纯爆裂骨折的最佳术式。Verlaan1 等[7]在 2004 年综述中总结手术治疗胸腰椎创伤性骨折，得出采用手术治疗是安全有效的。因为只有随机对照研究才能比较不同手术技术间的疗效，但是目前还没有这样的研究报道。最有价值的信息来自于德国创伤学会的前瞻性数据库，报道了 733 例胸腰椎骨折患者的手术治疗[18]。其中51.8% 采用后路固定，4.6% 采用前路固定，43.5% 采用前后联合入路固定。这项研究不是随机的，可能存在选择偏倚，因为越复杂的损伤类型其手术方式的选择范围越大。不同手术入路对于恢复神经功能没有明显区别。后路手术患者在随访过程中相较前后联合入路手术患者可以获得更好的功能和主观评价结果。然而，在随访过程中，前后联合入路手术可以最大程度矫正创伤后后凸畸形，

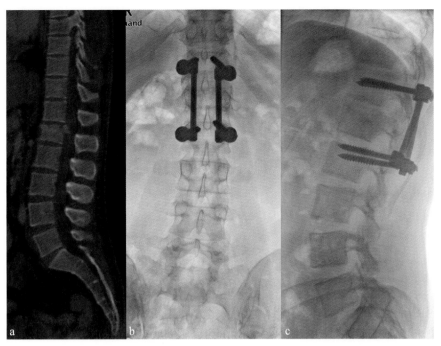

图 8.7　a，b. 后路短节段固定是最常见的术式，特别是对于碎裂程度较轻的骨折。这一例 A3 型骨折行短节段固定，术后 10 年随访（c）影像学和临床结果均显示良好

明显减少残余畸形（前后路两节局部后凸角度 –3.8°，后路 –6.1°）（P=0.005）。椎体置换（融合器）相较于自体髂骨移植可以更好地维持脊柱矢状位的曲度（图 8.8）。额外的前路接骨板固定不会对影像学结果产生显著影响。微创前方入路固定（例如胸腔镜辅助下手术）较传统前方入路是否具有优势目前尚不确定。

另一个具有争议的问题是，采用单纯后方入路时，是否需要常规进行融合。一项随访 10 年以上的前瞻性随机对照研究中，Chou 等[19]发现没有神经功能损伤的爆裂骨折患者，后路固定后融合与非融合间没有明显差异。这与 Ko 和 Lee[20]的研究结果相一致。

所以，现代的手术固定技术是安全和有效的。前后联合入路固定较后路固定可减少残留畸形，但是术后并发症发生率较高。当选择后路固定时，常规进行融合并不会增加患者的受益。

■ 手术技术：微创方法

过去 10 年，在减少患者的手术创伤方面，已经取得了明显的进展。这些进展体现在对于多发伤患者的治疗以及采用何种方式进行治疗等方面。现主要介绍 3 种重要且常用的微创技术：经皮椎弓根螺钉置入、微创前柱入路、伴或不伴球囊的椎体成形技术。

椎弓根螺钉固定被认为是脊柱骨折复位固定术中最坚强的内固定方式，单纯使用椎弓根螺钉固定或联合前路固定已经成为目前很普遍的术式。然而，传

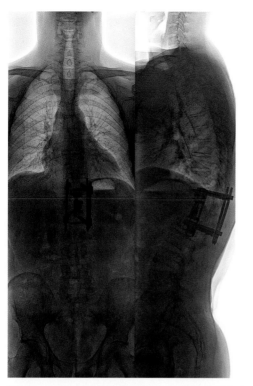

图 8.8 粉碎程度较高的骨折，采用前后联合入路手术可以更好地维持脊柱矢状位稳定性。图中病例显示采用经皮置入椎弓根螺钉

统的椎弓根螺钉置钉技术需要剥离后方肌肉，可能会造成术后后方肌肉力量减弱。因此会造成额外的损伤，尤其对于多发伤的患者。对于创伤患者，后路手术同样会增加手术部位的感染发生率。

经皮椎弓根螺钉固定系统在近 10 年时间内被创伤科医生广泛采用。经皮椎弓根螺钉固定系统（PPSSs）替代开放椎弓根螺钉固定系统理论上有许多优势。首先，目前椎弓根螺钉的置入不需要对椎旁肌进行广泛剥离，经皮置钉可以节省术中 30~60 分钟时间。其次，由于术中出血多发生在手术剥离肌肉时，PPSS可以显著减少出血量，从而减少了输血的必要。再次，经皮椎弓根螺钉置入可以对骨折周围的软组织进行保护，所以

经皮螺钉固定的患者伤口愈合时间更短，伤口感染率降低，并且通常比开放手术患者提早 2~3 天出院。综合这些优势，PPSS 系统尤其适合于需要减少手术创伤的多发伤患者以及对大手术耐受性较差的患者的固定（包括强直脊柱骨折需要多节段固定者），并且适合于神经功能完好、低中度椎体碎裂的患者。PPSS 的劣势在于骨折复位程度受限，术中辐射暴露增加，学习曲线较长。

随着椎体后凸成形术用于治疗骨质疏松性压缩骨折，前柱微创填充技术也可以起到填充椎体的作用。通过椎弓根或椎弓根外侧入路，向椎体内注入骨水泥来完成。

可扩张球囊应用于后凸成形术后不久，这项技术被认为可以用来治疗伴有终板损伤的创伤性爆裂骨折（承受着较高的负荷），可以填充并复位终板骨折，从而可以封闭相邻节段椎间盘。以往研究发现，爆裂骨折椎弓根螺钉固定后出现复位丢失并不是因为骨折椎体的楔形角度增加，而是相邻的椎间盘通过骨折的终板进入爆裂的椎体内。我们进行的解剖研究和临床研究证实了球囊辅助的终板复位技术应用于临床治疗的理论价值[21]。目前，椎体成形技术已经普遍成为椎弓根内固定系统(经皮)的辅助技术，微创技术的联合使用可以同时实现骨折间接复位、恢复脊柱序列，并能恢复骨折椎体终板的形态[22]（图 8.9）。新技术的使用减少了开放手术的运用，但是并没有改变手术治疗的目标（早期活动，恢复以前活动，获得良好脊柱序列）。将来需要有效的评分系统进行随访，来验证新技术所获得的临床和社会经济效益。

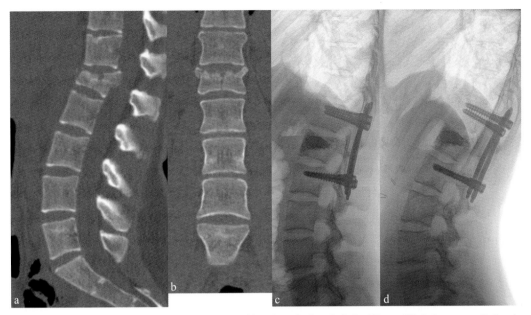

图 8.9 a，b. 经皮椎弓根螺钉固定，联合前方椎体骨水泥成形。患者术后第二天即出院。c，d. 术后一年固定良好

■ 本章小结

目前尚无公认的指南来决定，对于没有后方韧带复合体损伤的爆裂骨折患者是否需要手术治疗，以及如果手术，何种术式最佳。据报道手术与保守疗法都具有良好的临床效果。目前的证据还无法对于这些常见骨折提出最佳的治疗建议。

要点

- 后方张力带完整的爆裂骨折（A3 型和 A4 型）通过手术或保守治疗均可获得良好的临床效果。
- 如果选择保守治疗，支具的使用也许并没有临床优势。
- 如果选择手术治疗，360° 环形固定可以获得最佳的复位，但并发症较

多，临床效果可能达不到最佳。
- 目前微创技术得到广泛应用，但是尚缺乏足够证据证明微创技术的安全性和有效性。

难点

- 即使应用核磁共振，也不能完全确定后方韧带复合体损伤的诊断。
- 需要密切观察选择保守治疗的患者，避免进行性畸形的出现，因为有可能存在后方韧带复合体的损伤。
- 骨质疏松椎体的应力负荷可能远远小于预期，难以预测骨质较差时是否会发生爆裂骨折。
- 目前尚不清楚，多大程度的创伤造成的后凸畸形可以耐受。
- 二期矫形手术的临床效果可能并不令人满意。

■ 参考文献

5 篇 "必读" 文献

1. Hiyama A, Watanabe M, Katoh H, et al. Relationships between posterior ligamentous complex injury and radiographic parameters in patients with thoracolumbar burst fractures. Injury 2015;46: 392-398

2. Bakhsheshian J, Dahdaleh NS, Fakurnejad S, Scheer JK, Smith ZA. Evidence-based management of traumatic thoracolumbar burst fractures: a systematic review of nonoperative management. Neurosurg Focus 2014; 37:E1

3. Shen WJ, Liu TJ, Shen YS. Nonoperative treatment versus posterior fixation for thoracolumbar junction burst fractures without neurologic deficit. Spine 2001; 26:1038-1045

4. Wood K, Buttermann G, Mehbod A, Garvey T, Jhanjee R, Sechriest V.Operative compared with nonoperative treatment of a thoracolumbar burst fracture without neurological deficit. A prospective, randomized study. J Bone Joint Surg Am 2003;85-A: 773-781

5. Siebenga J, Leferink VJ, Segers MJ, et al. Treatment of traumatic thoracolumbar spine fractures: a multicenter prospective randomized study of operative versus nonsurgical treatment. Spine 2006; 31: 2881-2890

6. Gnanenthiran SR, Adie S, Harris IA. Nonoperative versus operative treatment for thoracolumbar burst fractures without neurologic deficit: a meta-analysis. Clin Orthop Relat Res 2012;470: 567-577

7. Mattei TA, Hanovnikian J, H Dinh D. Progressive kyphotic deformity in comminuted burst fractures treated non-operatively: the Achilles tendon of the Thoracolumbar Injury Classification and Severity Score (TLICS). Eur Spine J 2014;23: 2255-2262

8. Hjelm N, Bhat SB, Radcliff K. The economic implications of operative vs. non-operative management of thoracolumbar burst fractures: a systematic review. Seminars in Spine Injury 2014; 26:12-15

9. Kepler, et al. Variation in the management of thoracolumbar trauma and postoperative infection. J Spinal Disord Tech 2014;In press

10. Stadhouder A, Buckens CF, Holtslag HR, Oner FC. Are existing outcome instruments suitable for assessment of spinal trauma patients? J Neurosurg Spine 2010; 13: 638-647

11. Stadhouder A, Buskens E, de Klerk LW, et al. Traumatic thoracic and lumbar spinal fractures: operative of nonoperative treatment: comparison of two treatment strategies by means of surgeon equipoise. Spine 2008;33:1006-1017

12. Moller A, Hasserius R, Redlund-Johnell I, Ohlin A, Karlsson MK. Nonoperatively treated burst fractures of the thoracic and lumbar spine in adults: a 23-to 41-year follow-up. Spine J 2007;7: 701-707

13. Schoenfeld AJ, Wood KB, Fisher CF, et al. Posttraumatic kyphosis: current state of diagnosis and treatment: results of a multinational survey of spine trauma surgeons. J Spinal Disord Tech 2010;23:el-e8

14. Abudou M, Chen X, Kong X, Wu T. Surgical versus non-surgical treatment for thoracolumbar burst fractures without neurological deficit. Cochrane Database Syst Rev 2013;6:CD005079

15. Stadhouder A, Buskens E, Vergroesen DA, Fidler MW, de Nies F, Oner FC. Nonoperative treatment of thoracic and lumbar spine fractures: a prospective randomized study of different treatment options. J Orthop Trauma 2009; 23:588-594

16. Bailey CS, Urquhart JC, Dvorak MF, et al. Orthosis versus no orthosis for the treatment of thoracolumbar burst fractures without neurologic injury: a multicenter prospective randomized equivalence trial. Spine J 2014;14:2557-2564

17. Verlaan, J. J., Diekerhof, C. H., Buskens, E.,

Van der Tweel, I. Verbout AJ, Dhert WJA, Oner FC. Surgical treatment of traumatic fractures of the thoracic and lumbar spine: a systematic review of the literature on techniques, complications, and outcome. Spine 2004;29(7), 803-814

18. Reinhold M, Knop C, Beisse R, et al. Operative treatment of 733 patients with acute thoracolumbar spinal injuries: comprehensive results from the second, prospective, Internetbased multicenter study of the Spine Study Group of the German Association of Trauma Surgery. Eur Spine J 2010;19:1657-1675

19. Chou PH, Ma HL, Wang ST, Liu CL, Chang MC, Yu WK. Fusion may not be a necessary procedure for surgically treated burst fractures of the thoracolumbar and lumbar spines:a follow-up of at least ten years. J Bone Joint Surg Am 2014;96:1724-1731

20. Ko SB, Lee SW. Result of posterior instrumentation without fusion in the management of thoracolumbar and lumbar unstable burst fracture. J Spinal Disord Tech 2014;27:189-195

21. Oner FC, Verlaan JJ, Verbout AJ, Dhert WJ. Cement augmentation techniques in traumatic thoracolumbar spine fractures. Spine 2006;31(11,Suppl):S89-S95, discussion S104

22. Klezl Z, Majeed H, Bommireddy R, John J. Early results after vertebral body stenting for fractures of the anterior column of the thoracolumbar spine. Injury 2011;42:1038-1042

9

腰椎骨折与胸腰段骨折的鉴别

原著　Jonathan Belding, Darrel S. Brodke, Brandon D. Lawrence
翻译　孙卓然　齐　强

■ 引言

　　近90%的脊柱创伤性骨折发生在胸腰椎部位。这类骨折最主要的影响是出现骨折部位的疼痛和功能障碍，以及造成社会经济负担。目前有大量文献研究在探讨脊柱创伤骨折，特别是胸腰段（T11–L2）骨折的最佳治疗方式。因为此部位的骨折最常见，位于僵硬胸椎和柔软腰椎的过渡区域。尽管对于胸腰段部位的最佳治疗原则的理解越来越深入，但由于下腰椎部位的解剖和生物力学不同于胸腰段，所以这些治疗原则无法简单地应用于下腰椎。从解剖和生物力学角度，以L2节段对胸腰段和下腰椎进行区分，该区域的诊治对脊柱外科医生是一项挑战。这一章节主要讨论胸腰段和下腰椎的区别，以及治疗选择和结果产生的不同影响。本章总结了现有的部分文献，并且从中推论出下腰椎创伤的治疗原则。

■ 解剖特点

　　成人脊柱的解剖结构从胸椎至腰椎呈现出明显的变化。由于存在胸腔、肋骨胸椎关节，以及冠状面上小关节，使得胸椎相对稳定。越向尾端，小关节成角越向矢状面变化，因此腰椎可以进行屈曲、伸展活动。下腰椎的椎体较大，并由髂腰部的韧带和骨盆缘维持稳定。更重要的是，腰椎的前凸顶点位于L3，其重心主要位于胸椎和胸腰段椎体前方。因此L2椎体的前柱承受压缩力，而重要的后方韧带复合体（PLC）承受张力。在下腰椎，由于力线位于椎体后方，轴向压缩应力分布于整个椎体，所以导致较小的后凸角度和整体稳定性并且对PLC的依赖较少[1]。下腰椎的活动度较大，L5/S1节段可以活动20°而胸腰段只有12°。最后，椎管的宽度从较窄的胸椎脊髓水平至腰椎较宽大的马尾神经区域，在受伤时为容纳神经提供了足够的空间。以上因素导致了胸腰段受伤时应力较为集中。目前已经有较多流行病学研究证实该部位较为脆弱。最近，Reinhold等[2]观察了733例各种类型胸腰椎骨折的患者，发现19.8%为胸椎损伤，13.2%为腰椎损伤，67%为胸腰段损伤。

　　由于下腰椎活动度相对较大，而且腰椎整体前凸曲度主要依赖于下腰椎，所以下腰椎对整体矢状位平衡会产生重要影响。关于融合和平背综合征的研究显示出维持前凸的重要性，但是骨折后下腰椎能否耐受局部的后凸畸形仍需要进一步观察。

▌评估

无论何种脊柱创伤，初始的评估都应该遵循基础生命支持原则，包括开放气管、人工呼吸和胸外心脏按压（ABC原则），仔细地检查病情，同时警惕是否合并脊柱损伤。约有 20% 的创伤患者会合并脊柱损伤，包括胸部钝性损伤导致的气胸和血气胸，以及下腰椎骨折所致的腹腔脏器损伤[3]。仔细的神经功能检查尤为重要，包括直肠指检等，因为胸腰段和下腰椎骨折可以导致多种神经损伤。

▌分型

胸腰段骨折的分型可以追溯至 1968年，Holdsworth[4] 基于影像学和生物力学表现提出双柱理论。CT 扫描得到应用后，Denis[5] 提出了三柱理论，CT 至今被广泛应用于显示爆裂骨折的压缩程度、屈曲—分离、骨折移位等情况。尽管该类损伤的特点可以被仔细描述，但对于特定损伤，尤其是爆裂骨折稳定性的评估始终存在争议。最近，AO 建立了详尽的分型，分为 A 型（压缩）、B 型（分离）、C 型（旋转），对每一类分型又进一步细分为多个亚型。AO 分型不仅可以完整描述患者的受伤机制，而且对科学研究也非常有用。脊柱创伤学会提出了更有效的 TLICS 评分来判断临床预后并制订

治疗方案。TLICS 依据骨折的形态、神经功能和 PLC 完整性对损伤进行评分。≥ 5 分提示需要手术治疗，≤ 3 分提示为稳定性损伤，适合进行保守治疗。评分为 4 分时，依据术者的判断进行选择性治疗。这个分型系统对病情的判断和治疗选择非常有用，并且对大多数胸腰段损伤可以进行很好的重复可靠的评估，但是对多节段的连续损伤、强直性脊柱炎的过伸伤或者 DISH 病等的评估还存在局限性[6]。（关于评分的更多解读，见第一章）。

然而，最近许多学者对下腰椎损伤中该评分的应用提出了疑问。Lehman 等[7]对 TLICS 系统提出了修正，称为 LSICS评分系统。LSICS 评分系统重新对损伤形态和神经损伤状态进行了描述，使其更适合于腰骶部损伤，并且发现其观察者间可靠性较高。尽管 LSICS 系统对临床有一定帮助，但该系统过多地关注腰骶部损伤，对于不伴有骶部损伤的下腰椎损伤的治疗建议反而不够充分。Moore 等[7]对 20 例 L3-L5 骨折患者进行了研究以评价 TLICS 的可靠性。发现仅仅 15 名脊柱外科医生根据该评分系统在确定是否需要手术的问题上的一致性达到 80%，而且只有 28% 在最终的 TLICS 评分上达成一致。有趣的是，如果仅仅对 L3 骨折应用 TLICS 评分则会显示出良好的一致性，有助于进行临床评价。

由于存在解剖和理论分型的缺陷，下腰椎损伤使用综合评分系统或者应力分配系统来描述更为合适[9]。该系统评分依据前柱碎裂程度、后凸矫正（前方间隙）和骨折块的相对位置。评分 >7 分

的患者仅接受后路内固定手术时，内固定失败的风险增加，可能需要行辅助前路固定。由于下腰椎较胸腰段的应力分布更均匀，TLICS 系统所关注的 PLC 可能不会决定手术的必要性。最近的研究表明，AOSpine 的分型（见第一章）试图克服先前分型的缺陷，以提高综合优势。需要进一步评估该系统对下腰椎损伤的价值。

我们将会进一步讨论这些原则对下腰椎和胸腰段手术入路选择的影响。

■ 神经损伤类型

胸腰段和下腰椎椎管解剖形态存在变化，因此对这两个部位骨折的处理也不相同。脊髓圆锥终止于 L1 和 L2 之间，并在腰椎管末端形成马尾神经束。胸腰段部位损伤可以出现多种神经损伤类型，从完全性脊髓损伤到单独的神经根损伤。这些神经损伤最基础的分型是完全或不完全损伤，大多数医生选择 ASIA 或 Frankel 分级评估神经损伤的严重程度。胸腰段损伤可以表现为典型的上运动神经元的损伤。当损伤发生在上腰椎和下腰椎时，马尾神经可能会受损，表现为下运动神经元的迟缓性麻痹，骶区的运动神经元损伤可继发神经源性膀胱功能障碍。如果脊髓圆锥水平受到损伤，则会导致脊髓圆锥综合征，出现大小便功能障碍，但下肢的运动神经元和肌肉功能基本正常[1]。既往的研究表明由于神经根的物理和生物化学特性，神经根损伤的预后恢复要好于脊髓损伤。然而，对于神经功能损伤患者选择不同的治疗方式而出现的预后差异目前尚不清楚[10]。

胸腰段损伤后需要及时行骨折固定和神经减压。鉴于神经根损伤的预后相对较好，一些学者探讨这种预后情况是否适用于下腰椎骨折。之前的研究表明下腰椎骨折所致的神经损伤在非手术治疗时，神经功能的自然恢复情况与外周神经损伤相似[11]。而且手术组与非手术组神经功能损伤的恢复情况没有差别，尽管手术指征会受术者的影响。非手术治疗适用于伴有神经功能损伤的下腰椎稳定骨折的患者。不稳定骨折的神经功能受损的患者不建议保守治疗。此外，Finn 和 Stauffer[12]发现，即使存在严重的椎管内侵占，由于椎管的再塑形能力较强，非手术治疗的下腰椎骨折没有出现迟发性的椎管狭窄。

最近一篇循证医学综述总结了手术减压是否会影响脊髓圆锥（CM）和马尾神经（CE）的损伤平面[13]。作者通过文献综述发现，仅有低级别的文献将神经损伤分为脊髓损伤（SCI）、脊髓圆锥损伤和马尾神经损伤，显示手术患者与非手术患者的临床效果没有统计学差异。然而，作者在研究中明确发现经前路减压较后路减压能够促进机体功能恢复，尤其对于损伤平面位于马尾神经水平伴有大小便障碍的患者，需要注意术后并发症的发生情况。而有趣的是，这些患者的神经损伤通常是由椎板骨折或神经根卡压造成。表明胸腰段和下腰椎损伤的一个区别点在于：下腰椎的神经损伤与胸腰段神经损伤的手术指征并不一致。所以，下腰椎骨折的手术指征评估更强调稳定性而非神经功能的损伤。

■ 非手术治疗

大多数的胸腰段创伤和下腰椎骨折都可以通过保守治疗获得很好的临床效果。对于上腰椎和胸腰段过渡区的损伤，可以选择原位全接触式石膏、Jewett 可伸缩支具或者标准的胸腰骶支具（TLSO）固定。当骨折平面低于 L3 时，需要使用 TLSO 支具固定，大腿尽量伸直，必须包括腰骶关节以达到稳定固定。过去，通常在卧床一段时间后才开始使用支具，而现在通常在伤后即刻就可以使用。拍摄直立位 X 线平片以排除潜在的不稳定损伤，支具通常需要固定 8~12 周[14]。

大量文献探讨了胸腰段骨折的非手术治疗的指征，单纯的压缩骨折、稳定的爆裂骨折、Chance 骨折或者屈曲—分离型损伤经保守治疗都可以获得良好的临床效果。稳定型爆裂骨折的判断仍然存在争议，大多数学者认为出现大于 25~30° 的局部后凸畸形、骨质丢失 >50%，或者椎管内侵占 >50% 时，由于 PLC 不稳定，提示需要手术治疗。Wood 等[15]对 53 例神经功能正常的胸腰椎爆裂骨折患者进行了前瞻性研究，随机分为支具固定组和后路内固定组。他们发现影像学结果和疼痛评分，两组间均没有差异，但是少部分非手术组患者会出现并发症。最新的文献综述同样支持这一观点，尤其是对于神经功能正常的患者，仅有一篇高质量的研究提示手术治疗的患者临床效果更好[16]。

将这些指征应用在下腰椎损伤的治疗，取得了良好的效果。一些回顾性的研究发现下腰椎爆裂骨折经非手术治疗可以获得很好的临床效果。Knight 等[17]回顾分析了经手术和保守治疗的下腰椎骨折患者，发现两组间临床效果相当，非手术患者缩短了恢复工作需要的时间。两组间的差别在于，接受手术治疗的患者损伤程度评分较高。Seybold 等[11]和 Andreychik 等[18]报道的结果相同。尽管非手术组中后凸角度增加，最常见是 L3 后凸，但是两组间的结果较为相近。手术组可以获得更好的后凸矫正。Andreychik 等的研究中，两组间末次随访时的曲度接近一致，可以部分解释两种治疗方法可以取得相当的临床效果。最后，一篇有关第 5 腰椎的研究发现，保守治疗组可以获得更好的影像学序列、疼痛状态并且可以更早的恢复工作[19]。

需要注意的是严重的下腰椎冠状面粉碎压缩骨折不稳定性相对较高。这类骨折相较于大多数压缩骨折，更需要手术治疗。

鉴于骨折的相对稳定性和非手术治疗的效果，一些学者对是否需要支具治疗提出了疑问。Bailey 等[20]为此进行了前瞻性随机对照研究，对比了神经功能正常的爆裂骨折患者，采取保守治疗时是否使用支具。经过 2 年随访发现，两组间临床效果、疼痛评分、平均局部后凸程度没有差异。尽管这篇研究没有对胸腰段和下腰椎进行区分，但是我们可以推论出，由于腹肌和骨盆带的稳定性，使得腰椎骨折可以不使用支具进行保守治疗。同样重要的是，支具治疗会增加发生软组织损伤和压疮的风险。需要告知患者和护理人员如何正确地穿戴支具，并且在骨折愈合后要尽快拆除支具，支具固定时间通常为 8~12 周。

▓ 手术治疗

尽管许多损伤可以采用保守治疗，但是当出现不稳定的骨折或者不稳定的神经功能损伤时，手术固定将更有益于患者。胸腰段和下腰椎骨折移位、韧带屈曲—分离损伤、不稳定的爆裂骨折经手术固定和必要的神经减压后，临床效果可以得到明显改善。然而，关于手术入路、手术时机、固定方式的选择目前存在一定的争议。这一段落将讨论胸腰段和下腰椎损伤手术治疗的差异。争议主要集中在爆裂骨折是否稳定。

多种手术入路已经应用在胸腰段的固定和减压。前路可以直接暴露骨折部位并可进行神经减压。可以单独进行前路椎体重建，或者辅助后路内固定进行360°融合。此外，后路手术可以重建和稳定后方张力带，同时椎板切除行背侧减压，或者经椎弓根行腹侧360°减压（图9.1）。最近，经关节突入路（见第六章）可以通过背侧向前方置入椎间融合器进

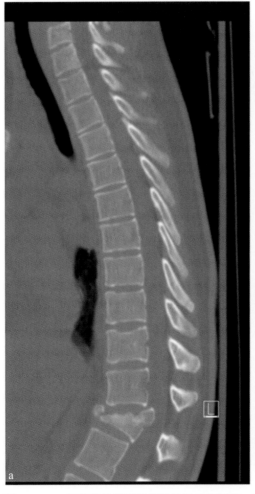
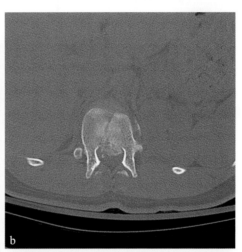
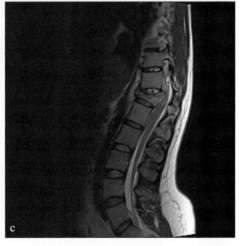

图 9.1 T12 不稳定的爆裂骨折伴神经功能损伤，通过 CT 和 MRI 影像显示后方韧带。进行了后路骨折固定融合。a，b. 矢状位和轴位断层，骨折块向后侵入椎管，形成局部后凸畸形。c. T2 加权像显示脊髓受压和后方韧带损伤

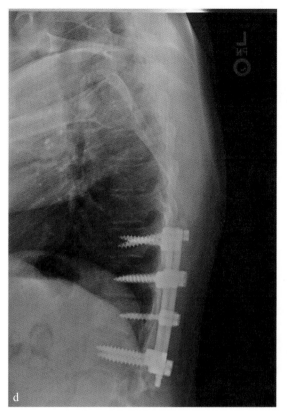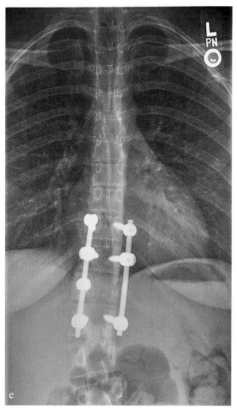

图9.1（续）　术后正位（e）和侧位（d），显示出局部高度的恢复和椎管内减压

行360°减压和融合。一些研究发现胸腰段的前路和后路手术，在神经功能恢复、临床效果、工作恢复、畸形矫正方面可以获得相似的效果[16]。一项荟萃研究发现前路手术时间更长、出血量更多、并发症更多，并且这些结论同样适用于行下腰椎前路手术的患者，而另外的研究建议前后联合入路可以获得更好的畸形矫正。Korovessis 等[21]对 L2-L4 爆裂骨折进行单纯后路短节段固定（图9.2）或者联合前方椎间融合（图9.3）。发现尽管单纯后路可以获得较好的临床效果和较少的并发症，但是会丢失5°的后凸角度。鉴于矢状位平衡的重要性，他们认为这种矫正丢失是不可接受的，并且建议当骨折局部后凸角度 >120° 时，应对前柱进行支撑固定。短节段固定可以实现三柱支撑，有利于保留运动节段，对于腰椎的活动非常重要。如果发生下腰椎骨折，建议骨折平面上下各一个节段进行短节段固定，必要时进行椎体重建（图9.3）。

关于胸腰段融合作用的考量，使得学者们检验固定非融合的效果。Kim 等[22]回顾性分析了 23 例胸椎和腰椎骨折经椎弓根螺钉内固定的患者，并在骨折愈合后取出内固定。他们发现固定骨折后，矢状位曲度从后凸 17.2° 改善至术后即刻前凸 2.8°。取出内固定前，局部角度为后凸 1.7°，刚刚取出内固定后为

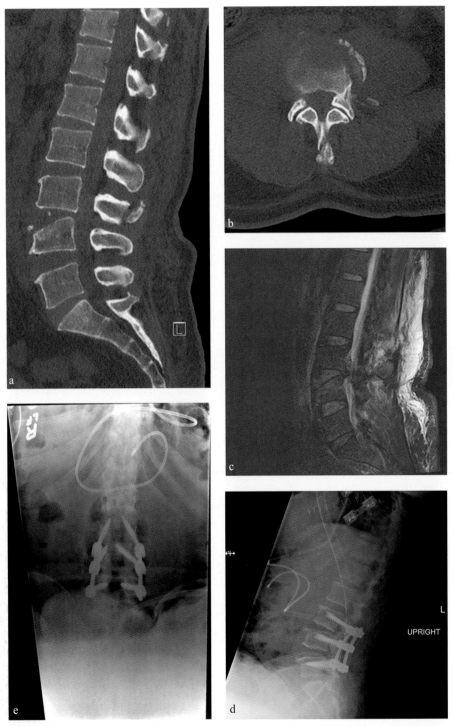

图 9.2 L3 伴有神经功能损伤的屈曲—分离骨折，维持前凸和前部支撑。经后路固定融合减压。矢状位（a）和轴位（b）CT 断层，前方屈曲损伤，后方部分棘突过伸。（c）T2 加权像 MRI 显示后方韧带损伤和椎管内受侵占。术后站立位正位（d）和侧位（e）X 线平片显示内固定位置正常

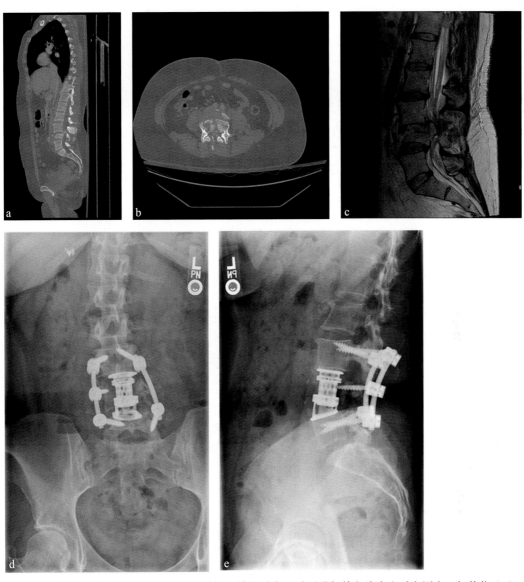

图 9.3　L3 屈曲—分离损伤伴神经功能受损，前柱丢失，需要进行前方稳定和后方固定。矢状位（a）和轴位（b）CT 断层显示，椎管内完全被侵占， L3 椎体碎裂导致腰椎前凸丢失。（c）T2 加权像 MRI 显示椎管明显受侵占。（d，e）术后直立位 X 线平片，显示切除碎裂的骨折块并置入椎间融合器后，腰椎前凸得到重建。前方椎间融合器的置入可以减少融合节段，保留腰椎的活动

后凸 2.4°，末次随访时后凸 5.9°。同时可以很好地保留运动节段，并且腰椎固定的结果要优于胸腰段固定。Wang 等[23]进行前瞻性研究表明，椎弓根螺钉内固定联合后外侧融合组与非融合组没有显著差异。非融合组椎体高度丢失和失血量更少，下腰痛评分无区别。将来需要长期随访研究来判断后凸矫正的丢失是否会对下腰椎矢状位平衡产生重要影响，以及这种一致的结果能否在长期随访中

得到保持。

微创技术（见第三章和第四章）同样适应于胸腰段骨折的治疗。大多数研究显示，经皮固定可以缩短住院时间和减轻术后疼痛，但对于矢状位曲度矫正的较少[24]。经皮固定同样会为神经减压带来困难。一些术者在进行开放前路手术的同时行经皮椎弓根螺钉内固定。而且多种微创入路对腰椎特定的骨折是很好的选择。

最近的研究同样观察了胸腰段损伤后固定的重要性。基础研究显示在脊髓损伤模型，早期减压能够起到积极的作用。最近，Bellabarba 等[25] 综合当前体内研究的系统分析，评价早期固定对胸腰段创伤患者的并发症和死亡率是否有影响。总共纳入 9 篇研究，观察指标包括住院时间、重症监护病房（ICU）住院时间以及呼吸系统的并发症和死亡率。依据损伤平面的位置细分为胸椎、胸腰段和腰椎组。发现对于胸椎骨折，伤后 72 小时固定可以减少 ICU 和总住院时间，并减少呼吸系统并发症的发生率，但对于腰椎骨折，仅减少了住院时间。这些证据表明了胸腰段和腰椎骨折间的差异。在目前以成本为导向的医疗体系中，为了缩短住院时间应对腰椎骨折进行早期固定。

■ 本章小结

胸腰段骨折是脊柱创伤中最常见的损伤。目前已经对胸腰段骨折，尤其是爆裂型骨折的稳定性、理想的固定方式进行了深入的研究，但同时也存在争议。基于这些研究可以总结出下腰椎骨折的

治疗原则，解剖和生物力学的差异对于损伤类型和固定方式的作用不同，包括小关节方向和骨盆环及附件提供的固有稳定性，使其与胸腰段存在显著不同。胸腰段与腰椎神经组织特性的改变同样决定了损伤的类型和手术入路的不同。由于腰椎的活动性，减少下腰椎的融合节段非常重要，然而在胸腰段，可以较少考虑融合的因素。由于腰椎对前凸丢失的耐受能力低于胸腰段部位，在下腰椎手术要尽可能考虑矢状位平衡的重要性。目前应用最多的胸腰段骨折分型多关注于 PLC 对稳定的重要性，然而下腰椎骨折应更多考虑骨折对前柱、中柱应力负荷的影响。尽管存在这些差异，但是目前缺乏针对腰椎骨折的高质量研究。

要点

- 显著的解剖和生物力学差异，包括小关节方向和骨盆环及附件提供的固有稳定性在损伤类型和固定方式中所起到的作用，使得下腰椎与胸腰段有明显不同。
- 胸腰段与腰椎神经组织特性的改变同样决定了损伤类型和手术入路的选择。
- 由于腰椎的活动性，减少下腰椎的融合节段是重要的，然而在胸腰段，可以较少考虑融合的因素。
- 由于腰椎对前凸丢失耐受能力低于胸腰段部位，在下腰椎手术中要尽可能考虑矢状位平衡的重要性。

难点

- 目前缺乏针对腰椎骨折的高质量研究。

♦ 目前应用最多的胸腰段骨折分型多关注于 PLC 对稳定的重要性，然而下腰椎骨折应更多考虑骨折对前柱、中柱应力负荷的影响。

参考文献

5 篇 "必读" 文献

1. Williams SK. Thoracic and lumbar spinal injuries. In: Herkowitz HN, Garfin SR, Eismont FJ, Bell GR, Balderston RA, eds. The Spine. Philadelphia: Elsevier; 2011:1363-1389

2. Reinhold M, Knop C, Beisse R, et al. Operative treatment of 733 patients with acute thoracolumbar spinal injuries: comprehensive results from the second, Prospective, Internet-based multicenter study of the Spine Study Group of the German Association of Trauma Surgery. Eur Spine J 2010;19:1657-1676

3. Wood KB, Li W, Lebl DR, Ploumis A. Management of thoracolumbar spine fractures. Spine J 2014;14:145-164

4. Holdsworth F. Fractures, dislocations, and fracturedislocations of the spine. J Bone Joint Surg Am 1970;52:1534-1551

5. Denis F. The three column spine and its significance in the classification of acute thoracolumbar spinal injuries. Spine 1983;8:817-831

6. Lenarz CJ,Place HM. Evaluation of a new spine classification system, does it accurately predict treatment? J Spinal Disord Tech 2010;23;192-196

7. Lehman RA Jr, Kang DG, Bellabarba C. A new classification for complex lumbosacral injuries. Spine J 2012;12:612-628

8. Moore TA, Bransford RJ, France JC, et al . Low lumbar fractures:does thoracolumbar injury classification and severity score work? Spine 2014;39:E1021-E1025

9. McCormack T, Karaikovic E, Gaines RW. The load sharing classification of spine fractures. Spine 1994;19:1741-1744

10. Chen SL, Huang YH, Wei TY, Huang KM, Ho SH, Bih LI. Motor and bladder dysfunctions in patients with vertebral fractures at the thoracolumbar junction. Eur Spine J 2012;21:844-849

11. Seybold EA, Sweeney CA, Fredrickson BE, Warhold LG, Bernini PM. Functional outcome of low lumbar burst fractures. A multicenter review of operative and nonoperative treatment of L3-L5. Spine 1999;24:2154-2161

12. Finn CA, Stauffer ES. Burst fracture of the fifth lumbar vertebra. J Bone Joint Surg Am 1992;74:398-403

13. Keynan O, Dvorak MF. The role of surgery in traumatic conus medullaris and cauda equina injuries. In: Vaccaro AR, Fehlings MG, Dvorak MF, eds. Spine and Spinal Cord Trauma, New York: Thieme; 2011:433-440

14. Chang V, Holly LT. Bracing for thoracolumbar fractures. Neurosurg Focus 2014;37:E3

15. Wood K, Buttermann G, Mehbod A, Garvey T, Jhanjee R, Sechriest V. Operative compared with nonoperative treatment of a thoracolumbar burst fracture without neurological deficit. A prospective, randomized study. J Bone Joint Surg Am 2003;85-A:773-781

16. Scheer JK, Bakhsheshian J, Fakurnejad S, Oh T, Dahdaleh NS, Smith ZA. Evidenced-based medicine of traumatic thoracolumbar burst fractures: a systematic review of operative management across 20 years. Global Spine J 2015;5:73-82

17. Knight RQ, Stornelli DP, Chan DPK, Devanny JR, Jackson KV. Comparison of operative versus nonoperative treatment of lumbar burst fractures. Clin Orthop Relat Res 1993;293:112-121

18. Andreychik DA, Alander DH, Senica KM, Stauffer ES. Burst fractures of the second through fifth lumbar vertebrae. Clinical and

radiographic results. J Bone Joint Surg Am 1996;78:1156-1166

19. Butler JS, Fitzpatrick P, Ni Mhaolain AM, Synnott K, O'Byrne JM. The management and functional outcome of isolated burst fractures of the fifth lumbar vertebra. Spine 2007;32:443-447

20. Bailey CS, Urquhart JC, Dvorak MF, et al. Orthosis versus no orthosis for the treatment of thoracolumbar burst fractures without neurologic injury: a multicenter prospective randomized equivalence trial. Spine J 2014;14:2557-2564

21. Korovessis P, Baikousis A, Zacharatos S, Petsinis G, Koureas G, Iliopoulos P. Combined anterior plus posterior stabilization versus posterior short-segment instrumentation and fusion for mid-lumbar(L2-L4)burst fractures.

Spine 2006;31:859-868

22. Kim YM, Kim DS, Choi ES, et al. Nonfusion method in thoracolumbar and lumbar spinal fractures. Spine 2011;36:170-176

23. Wang ST, Ma HL, Liu CL, Yu WK, Chang MC, Chen TH. Is fusion necessary for surgically treated burst fractures of the thoracolumbar and lumbar spine?: a prospective, randomized study. Spine 2006;31:2646-2652, discussion 2653

24. Court C, Vincent C. Percutaneous fixation of thoracolumbar fractures: current concepts. Orthop Traumatol Surg Res 2012;98:900-909

25. Bellabarba C, Fisher C, Chapman JR, Dettori JR, Norvell DC. Does early fracture fixation of thoracolumbar spine fractures decrease morbidity or mortality? Spine 2010;35(9, Suppl):S138-S145

10

骨质疏松患者的胸腰椎骨折固定

原著 Theodore J. Choma

翻译 姜 宇 齐 强

■ 引言

随着高龄人群的增加[1]，脊柱外科医生需要意识到老年创伤患者的治疗所必须面对的特殊问题。高龄患者与年轻患者相比，在遭受胸腰椎创伤时更容易出现脊髓损伤（SCI）和多发骨折[2]。这些高龄患者可能合并有骨质疏松症[3]，这在临床诊断中需要考虑周到。本章节讨论骨质疏松患者胸腰椎骨折固定面临的挑战，以及处理这类骨折所需要考虑的手术技巧。

■ 失败机制

高龄患者中胸腰椎骨折内固定的失败率较高，很大程度上是因为其骨质疏松症的发病率较高[4~6]。椎弓根螺钉固定治疗胸腰椎骨折已得到广泛认可，该技术能够提供即刻固定，而且椎弓根螺钉与连接棒对维持骨折的复位相对容易。当发生固定失败时，其机制通常发生在骨与椎弓根螺钉的接触界面。薄弱的骨小梁出现微骨折直至椎弓根螺钉松动、拔出，最终导致灾难性的椎体骨折。常规注射特立帕肽（最佳选择）或者口服

双膦酸盐（次佳选择）可以降低绝经后妇女发生椎弓根螺钉松动的风险[7]。

■ 传统方法

有经验的脊柱外科医生已经意识到了骨质疏松症患者存在固定失败的风险，过去对于有不稳定胸腰椎骨折的骨质疏松症患者，建议支具固定治疗或者卧床休息，但是并发症发生率较高，如肺炎、血栓栓塞、压疮。选择手术内固定治疗常采用多点固定以降低内固定失败的风险。而且他们强调以下因素，螺钉的长度、螺钉的直径、双皮质螺钉固定和置钉最佳位置。也有学者报道采用椎弓根螺钉加用椎板钩可以增强骨质疏松骨折的固定强度（图 10.1）。但是，这项技术并没有被广泛地应用，因为在相同节段使用钛棒连接的难度较大[8]。此外，应用上椎板钩会降低融合节段与脊柱移行区域的稳定性。

过去 10 余年，可膨胀螺钉应用于骨质疏松性脊柱椎弓根的固定[9]。术中虽然耗时，但是最新的临床报告证实膨胀螺钉能够降低骨质疏松患者螺钉松动的风险[10]。

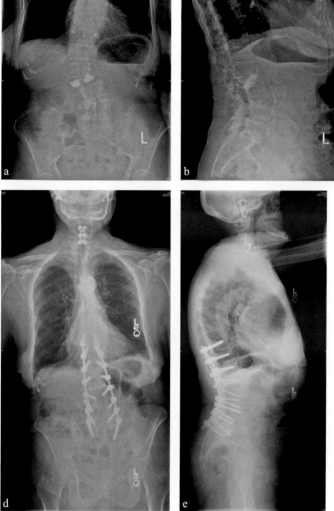

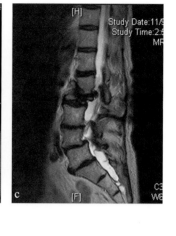

图 10.1　68 岁伴有类风湿性关节炎和骨质疏松症的老年女性患者 L2 压缩骨折，尝试进行椎体后凸成形术。a，b.影像学检查显示存在退行性脊柱侧凸和脊柱前移。c. MRI 检查显示多个区域存在狭窄需要进一步减压。患者的治疗包括：L1–L5 后路减压，L2 椎体次全切除，T10–S1 后路融合，同时使用磷酸钙骨水泥以增强椎弓根螺钉的固定强度。d，e.术后 4 年随访，X 线平片显示固定良好且 X 线得到明显改善

■ 理论选择

目前有较多学者更关注于在螺钉上使用涂层材料来增强骨质疏松椎体的固定强度。Fini 等[11]发现对于骨量减少的羊的椎弓根的固定使用钛制羟基磷灰石（HA）涂层螺钉可以增强固定的强度。虽然羟基磷灰石螺钉为骨质疏松症的固定提供了希望，但是需要花费大量的时间来证实其有效性。目前临床实践中不建议采用羟基磷灰石涂层螺钉进行固定。

也有些研究者比较关注骨质疏松脊柱固定中棒的材料。理论上，应用柔软材料制作的棒可以吸收部分张力。但是目前还缺乏相应的理论研究。有研究报道，全聚醚醚酮树脂（PEEK）构造的椎体在次全切模型中可能会丢失过多的旋转稳定性[12]。这可能是未来研究的一个热点。

■ 骨水泥强化螺钉

最近，骨水泥强化的椎弓根螺钉备受关注。基本含义是在椎弓根螺钉周围增加骨水泥覆盖，使应力分散以致相邻的骨小梁不会失去把持力（松动或者拔出）。临床上使用聚甲基丙烯酸甲酯（PMMA）[13]可以取得稳定固定的效果。目前多项研究证实，这项技术可以增强骨质疏松椎体 2~5 倍的抗拔出力，而使

用其他的生物活性材料（如硫酸钙或磷酸钙）也可以取得类似的效果[14]。

随着使用骨水泥强化的椎弓根螺钉经验的增加，这项技术的使用包括 2 个方面。首先，准备好导孔，将骨水泥注入导孔内，最后将实心螺钉置入到椎弓根内（图 10.2）。其次，将中空的螺钉通过导针置入椎弓根。将骨水泥注入中空的螺钉，通过侧窗溢出形成骨水泥覆盖物（图 10.3）。这 2 种方法都可以有

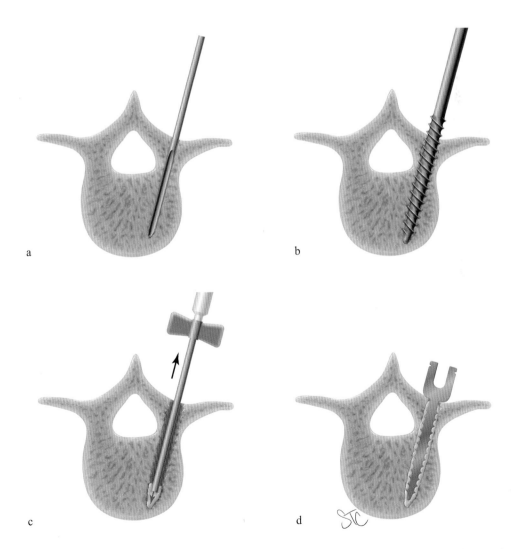

图 10.2　a. 使用标准手锥钻出一个导孔。b. 导孔预先攻丝。c. 骨水泥通过 Jamshidi 细针在低压下将骨水泥注入导孔。d. 置入标准的实心椎弓根螺钉

效地增加骨质疏松骨质的把持力，但是将骨水泥通过中空螺钉注入可能更安全些[15]，降低了骨水泥外溢进入椎管内的风险。因为通过中空螺钉注入骨水泥还没有得到美国食品及药品管理局（FDA）的批准，在美国外科医生仅限于使用上述第一种方法（图10.1）。

另外其他置入椎弓根螺钉的方法也可能会增强骨质疏松椎体的固定强度。有研究报道，将螺钉的尖端朝向上终板，并用骨水泥加强，注射骨水泥之前拔出螺钉通道可以提高固定的效果[16]。此外，螺钉尖端使用浓缩骨水泥也可以增强固定强度[17]。

使用骨水泥强化的椎弓根螺钉理论上存在风险。包括骨水泥外渗进入静脉系统导致栓塞[18]，外渗进入椎管内导致神经损伤，还有外渗进入临近的椎间盘。虽然目前还没有大样本的有关骨水泥强化螺钉的证据来描述该技术的风险，但是根据个人经验，该技术的风险是可控的。

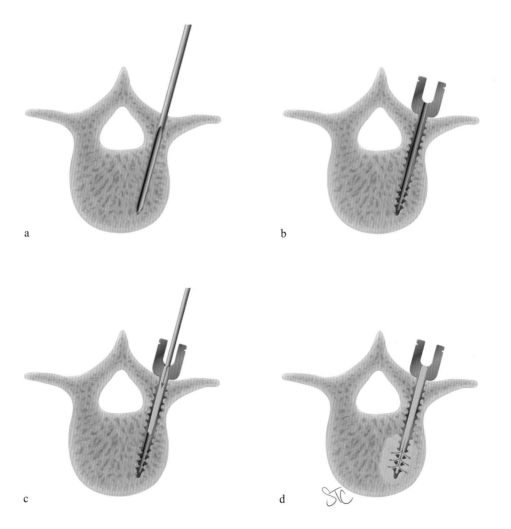

图10.3　a.使用标准手锥钻出一个导孔。b.置入中空有侧孔的螺钉，术中根据具体情况选择是否使用导针。c.通过与螺钉相连的注射器注入骨水泥。d.骨水泥限制在螺钉侧孔的区域

■ 本章小结

椎弓根螺钉固定技术在治疗胸腰椎骨折方面极其有用，但是对于合并骨质疏松症患者的治疗具有挑战性，固定失败大多发生于螺钉—骨界面。增强固定的方法包括采用椎板钩以及使用可膨胀螺钉进行固定。大多数研究者推荐使用骨水泥来增强椎弓根螺钉的固定强度。在置入螺钉前注入骨水泥或者通过有侧孔的螺钉注入骨水泥临床证实都是有效的。此外，使用有角度的螺钉或者将骨水泥覆盖在螺钉尖端周围也可以起到增强固定的作用。这些技术同样有风险，包括骨水泥可以外渗入静脉系统，椎管内或者临近的椎间盘。目前仅有少量报道，还没有大样本的研究对这类并发症发生的相关风险进行分析。

要点

- 骨质疏松患者的脊柱内固定一直具有挑战性，因为骨—内置物界面容易出现固定失败。
- 使用更柔软的连接棒，应用较大直径的螺钉固定，从而使连接棒承担较少的负荷可能会降低骨—内置物界面应力。
- 患者的骨质增强，可以提高内固定成功的概率。
- 骨质疏松的椎体内应用骨水泥，增强椎弓根螺钉的固定强度可以降低内固定失败的风险。

难点

- 骨水泥作用时间：当使用骨水泥增强椎弓根螺钉时，需要注意大部分

骨水泥的有效时间短于外包装标注的时间。而且术中需要骨水泥处于流动状态以便可以通过中空通道完成注入。多次少量的骨水泥注入要优于整块骨水泥的注入。

- 多个椎弓根起子：因为骨水泥的作用时间有限，因此会配有多个椎弓根起子（3或4个），以便于术中操作，骨水泥凝固前将椎弓根螺钉装在起子上以完成固定。
- 注意不要过度加压，尽可能在低压下完成骨水泥注射，以减少骨水泥外渗和栓塞的风险。

■ 参考文献

5篇"必读"文献

1. Ortman JMVV, Hogan H. An Aging Nation: the Older Population in the United States. Washington, DC: US Census Bureau;2014
2. Oliver M, Inaba K, Tang A, et al. The changing epidemiology of spinal trauma:a 13-year review from a level I trauma centre. Injury 2012;43:1296-1300
3. Rozental TD,Shah J, Chacko AT, Zurakowski D. Prevalence and predictors of osteoporosis risk in orthopaedic patients. Clin Orthop Relat Res 2010;468:1765-1772
4. DeWald CJ, Stanley T. Instrumentation-related complications of multilevel fusions for adult spinal deformity patients over age 65: surgical considerations and treatment options in patients with poor bone quality. Spine 2006;31(19,Suppl):S144-S151
5. Daubs MD, Lenke LG, Cheh G, Stobbs G, Bridwell KH. Adult spinal deformity surgery: complications and outcomes in patients over age 60. Spine 2007;32:2238-2244

6. Zhuang XM, Yu BS, Zheng ZM, Zhang JF, Lu WW. Effect of the degree of osteoporosis on the biomechanical anchoring strength of the sacral pedicle screws: an in vitro comparison between unaugmented bicortical screws and polymethylmethacrylate augmented unicortical screws. Spine 2010;35:E925-E931

7. Ohtori S, Inoue G, Orita S, et al. Comparison of teriparatide and bisphosphonate treatment to reduce pedicle screw loosening after lumbar spinal fusion surgery in postmenopausal women with osteoporosis from a bone quality perspective. Spine 2013;38:E487-E492

8. Hasegawa K, Takahashi HE, Uchiyama S, et al. An experimental study of a combination method using a pedicle screw and laminar hook for the osteoporotic spine. Spine 1997; 22:958-962, discussion 963

9. Cook SD, Salkeld SL, Whitecloud TS Ⅲ, Barberá J. Biomechanical testing and clinical experience with the OMEGA-21 spinal fixation system. Am J Orthop 2001;30:387-394

10. Wu ZX, Gong FT, Liu L, et al. A comparative study on screw loosening in osteoporotic lumbar spine fusion between expandable and conventional pedicle screws. Arch Orthop Trauma Surg 2012;132:471-476

11. Fini M, Giavaresi G, Greggi T, et al. Biological assessment of the bone-screw interface after insertion of uncoated and hydroxyapatite-coated pedicular screws in the osteopenic sheep. J Biomed Mater Res A 2003;66:176-183

12. Moon SM, Ingalhalikar A, Highsmith JM, Vaccaro AR. Biomechanical rigidity of an all-polyetheretherketone anterior thoracolumbar spinal reconstruction construst: an in vitro corpectomy model. Spine J 2009; 9:330-335

13. Aydogan M, Ozturk C, Karatoprak O, Tezer M, Aksu N, Hamzaoglu A. The pedicle screw fixation with vertebroplasty augmentation in the surgical treatment of the severe osteoporotic spines. J Spinal Disord Tech 2009;22:444-447

14. Choma TJ, Frevert WF, Carson WL, Waters NP, Pfeiffer FM. Biomechanical analysis of pedicle screws in osteoporotic bone with bioactive cement augmentation using simulated in vivo multicomponent loading. Spine 2011;36:454-462

15. Choma TJ, Pfeiffer FM, Swope RW, Hirner JP. Pedicle screw design and cement augmentation in osteoporotic vertebrae: effects of fenestrations and cement viscosity on fixation and extraction. Spine 2012;37:E1628-E1632

16. Kuhns CA, Reiter M, Pfeiffer F, Choma TJ. Surgical strategies to improve fixation in the osteoporotic spine: the effects of tapping, cement augmentation, and screw trajectory. Global Spine J 2014;4:47-54

17. Pfeiffer FM, Choma TJ, Kueny R. Finite element analysis of stryker Xia pedicle screw in artificial bone samples with and without supplemental cement augmentation. Comput Methods Biomech Biomed Engin 2015;18:1459-1467

18. Kerry G, Ruedinger C, Steiner HH. Cement embolism into the venous system after pedicle screw fixation:case report, literature review, and prevention tips. Orthop Rev(Pavia)2013;5:e24

19. Lubansu A, Rynkowski M, Abeloos L, Appelboom G, Dewitte O. Minimally invasive spinal arthrodesis in osteoporotic population using a cannulated and fenestrated augmented screw: technical description and clinical experience. Minim Invasive Surg 2012;2012:507-826

11

创伤后畸形的矫正

原著　Klaus John Schnake, Robert Morrison
翻译　姜　宇　齐　强

■ 引言

　　欧美脊柱骨折的发病率约为64/100 000。无论进行何种治疗，术后均有可能发生创伤后畸形。而最常见的是后凸畸形。为了预防此类畸形的发生，临床治疗需要考虑以下几方面因素[1]：

- 整个脊柱的生物力学结构。
- 随着脊柱形状的改变，脊柱和骨盆产生的代偿机制变化情况。
- 胸腰椎骨折的治疗原则（稳定性，复位选择，安全有效的手术理念，神经保护，避免并发症的发生，进行性塌陷的评估）

　　创伤性畸形可能的原因：

- 保守治疗或手术治疗后持续存在的不稳定
- 初次损伤的误诊，后续的治疗不充分
- 深入治疗后出现的并发症（例如内置物失败，感染等）

　　创伤性畸形通常表现为伴有持续性疼痛加重的矢状位失衡，有时会伴有神经损伤。Cobb角 >30° 的后凸畸形会引起典型的严重疼痛。

　　创伤性后凸畸形的治疗需要综合考虑以上的因素和病因，以及选择不同的截骨手术进行畸形的矫正[2]。

　　如果手术治疗能够实现矢状位和冠状位平衡，那么后凸畸形的预后一般较好。

　　根据患者的病情需要选择不同的手术方式，可能会产生一些潜在的并发症，当计划行此类手术时，需要与患者就并发症发生的可能性进行良好的沟通。关于创伤性后凸畸形的治疗，需要根据患者的病因进行个体化的治疗。

■ 定义

　　创伤性后凸畸形目前还没有准确的定义。脊柱创伤研究工作组将其定义为脊柱创伤后形成的伴有疼痛的后凸成角畸形[3]，但是这个定义对于有症状的创伤后凸畸形缺乏准确的畸形角度的定义。

　　在颈椎和腰椎，单节段或多阶段后凸都被定义为畸形。在胸椎，局限性后凸畸形的定义特指后凸角度 >30°[4, 5]。这类畸形的患者统计学上存在后凸区域发生慢性持续性疼痛的风险较高[2]。

根据脊柱侧弯研究会（2006），在正常脊柱曲度和病理性后凸之间的界限规定如下：

- 上胸椎区域（T1-T5）：≥ 20°
- 胸椎区域（T5-T10）：≥ 50°
- 胸腰段区域（T10-L2）：≥ 20°
- 腰椎区域（T12-S1）：≥ 40°

而超出这些节段或整体数值改变不代表需要进行手术治疗。脊柱不同部位还有骨盆的正常和参考值汇总如图11.1。

▓ 流行病学

创伤性后凸畸形会对脊柱的每个部位产生影响。典型的后凸畸形发生在胸腰椎和颈胸交界处。因为原发骨折累及T12、L1和L2的比例高达59%[6]，大部分创伤性畸形也发生于此处。由于缺乏总体的定义，所以很难计算创伤性后凸畸形的发病率。急诊医疗和初级护理的进步降低了多发创伤患者的死亡率。反过来说，这些进步也导致出现大量的创伤性畸形患者，而对其后续的治疗是脊柱外科医生所面临的巨大挑战[5]。屈曲—牵张型损伤和爆裂型骨折的患者发生创伤后畸形的风险相对较高[6]。

严重的创伤性后凸畸形会导致出现无菌性骨坏死以及椎体塌陷，为大家所熟知的如Kummell病。该病最有可能是因创伤后椎体供血不足从而继发椎体塌陷所致[7]。

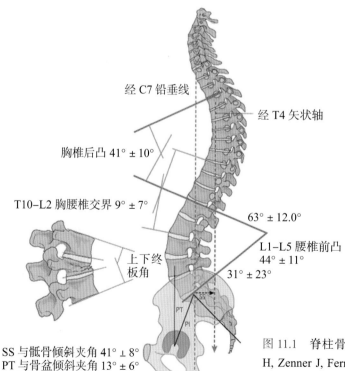

经 C7 铅垂线

经 T4 矢状轴

胸椎后凸 41° ± 10°

T10–L2 胸腰椎交界 9° ± 7°

63° ± 12.0°

L1–L5 腰椎前凸 44° ± 11°

31° ± 23°

上下终板角

SS 与骶骨倾斜夹角 41° ± 8°
PT 与骨盆倾斜夹角 13° ± 6°
PI 与骨盆投射夹角 54°–10°

图 11.1 脊柱骨盆测量和参考数值（来自 Koller H, Zenner J, Ferraris L, Meier O. Sagittale Balance und posttraumatische Fehlstellung der Brustund Lendenwirbelsäule. Teil 1. Orthop Unfallchir 2009;4:277-290. Reprinted with permission.）

▓ 预防

脊柱损伤成功的初步治疗可以避免创伤性后凸畸形的发生。当我们以预防迟发性脊柱畸形为目的评估胸腰椎损伤时，需要考虑以下关键点：

- 评估骨折的形态和损伤的分类
- 评估脊柱稳定性和发生迟发性畸形的风险
- 评估脊柱的伴发疾病，例如骨质疏松症，强直性脊柱炎，弥漫性特发性骨肥厚症（DISH），休门氏病，已存在的脊柱侧凸和后凸畸形，老年的退变性改变等。
- 初步手术的选择，从而可以完整的矫正创伤性畸形。
- 以继发的矫正丢失的最低风险来选择手术技术和内置物类型。

▓ 临床表现

创伤性后凸畸形的症状并不具有特异性。在以下任何一个或全部情况下伴随的疼痛都有可能出现。

- 因为骨折不愈合、假关节形成，或内置物松动导致的局部不稳定产生的疼痛。患者主诉疼痛局限在骨折部位，取决于体位、活动、额外的负重等情况。一些患者也描述当处于仰卧位时疼痛较为剧烈，因为该体位与脊柱后凸相反。其他的典型表现包括：局部压痛、叩痛，过伸体位的疼痛等。
- 局部代偿功能不全通常伴有力线不正。局部畸形会导致周围结构（关节囊，关节突关节，椎间盘）的应力增加。而疼痛会出现在损伤水平或者与畸形相邻的节段。在这些情况下，应该排除临近节段不稳定的情况。局部的压力性疼痛是

典型的表现。

- 代偿机制的失败。通常患者主诉因为畸形而出现牵涉痛。这种疼痛通常会发生在损伤部位的尾端。许多患者指出疼痛位于腰部区域，胸腰筋膜的附着点，或者骶髂关节和臀部。而且会随着时间延长而逐渐加重。患者腰部常有压力性疼痛，沿着骶髂关节（SI）还有臀部区域放射。通常初次受伤时该区域没有典型疼痛。

脊柱外科医生只有了解脊柱骨盆轴的代偿机制才能根据患者的主诉，发现影像学的改变。脊柱是由一系列彼此相连的活动节段组成。因此，每一处脊柱的位置不良会导致出现如下典型的代偿机制，除外截瘫患者和强直性脊柱炎患者。

- 胸椎后凸的复位
- 腰椎或颈椎的过度前凸
- 骨盆后倾

以进行性创伤性畸形为例，会导致进行性神经损害。后凸畸形可以导致中央椎管狭窄，侧后凸畸形则会导致神经根孔狭窄。这种脊柱侧弯畸形会导致放射性疼痛或神经损害。

如果中央管狭窄位于胸椎或者胸腰段，则可以导致脊髓病或者圆锥综合征，发病率大约为20%。步态失调可能是由神经损害或者矢状位（或很少的冠状位）失衡所致。明显的胸椎畸形也能导致限制性通气障碍。

医生进行体格检查时，必须找到明显的畸形位置，尤其注意躯干向前的滑移。局部畸形最好在患者躯干前屈时观察或者双手、双膝支撑时观察。同时医生也必须寻找主要的代偿机制，比如屈

膝或屈髋。

在脊柱长期畸形的情况下，髋关节和膝关节存在挛缩的风险。因此，临床上经常可以发现患者髋关节和膝关节屈肌的挛缩。同时也必须考虑其他的伴随疾病如髋关节病或骨盆倾斜。

此外作为临床诊断的一部分，关节突关节的浸润，神经根周围浸润和硬膜外浸润麻醉也可以帮助寻找疼痛的来源。对于伴有脊柱退变性疾病的患者，这些辅助检查可以进一步准确地鉴别疼痛的来源。

■ 影像学诊断

创伤性后凸畸形的评估需要大量的影像学资料。与其他后凸畸形相比，必须仔细检查之前的损伤部位以排除假关节和任何不稳定的情况。

依据 Booth 等[8]的研究，矢状位畸形可以按照如下情况来鉴别：

- Ⅰ型：节段性矢状位过度后凸与节段性不稳定相关。整体的平衡通过代偿机制维持。典型表现就是创伤性畸形。
- Ⅱ型：与脊柱整体失平衡相关的畸形。C7 铅垂线位于腰骶椎间盘前方 5 cm 之外（代偿失衡）。在某些情况下 C7 铅垂线位于髋关节前方（失代偿失平衡）。这种情况可以发生于创伤性畸形后的老年患者。

创伤后畸形大多数是局部畸形。可以在矢状位平片上测量上下终板的角度改变或者在冠状位平片上测量 Cobb 角。上下终板的角度（图 11.1）是通过头端第一个非损伤椎体的上终板和第一个尾端非损伤椎体的下终板来测量[9]。随之将测量角度与正常角度进行对比[10]。

这些角度也用来评估保守治疗和手术治疗后的效果，而且在评估不稳定方面也非常有用。平片应该于患者站立位时进行拍摄。例外情况是 hypomochlion（过伸）平片，对评估创伤性畸形和可能的手术治疗极其重要。这些平片是在患者仰卧位时拍摄，需要在受伤区域的下方垫一个沙袋。使患者于仰卧位放松，同时给患者服用镇痛药物以期获得弯曲时的准确平片。随后与站立位平片对比来判断不稳定。

CT 对伤情的评估意义重大。椎体内还有椎体间的假关节形成，内置物松动可以通过 CT 排除，而且 CT 也能诊断畸形内的骨性融合。如果计划行截骨术，CT 能够提供必要的细节诸如矢状位和冠状位的重建信息。CT 扫描应该包括临近椎体内固定的位置（最有可能用到的螺钉长度和直径）。磁共振检查（MRI）有助于明确局部狭窄的部位，排除椎管内的病变（脊髓空洞，脊髓软化），评估临近节段的退变性改变。脊柱椎管狭窄或者骨软骨炎在老年患者通常发生于受损平面，当需要手术治疗时必须考虑到这种情况。

如果对创伤性畸形制订最佳的治疗方案，只看局部的畸形还不够[5]。必须通过站立位全脊柱正侧位 X 光片仔细评估患者脊柱和骨盆的代偿机制。全脊柱片应该包括从外耳道至股骨近端的一半从而可以提供所有相关的信息。为了进行全面的影像学评估，应该包括以下程序：

- 站立位全脊柱 X 线片
- CT 扫描包括矢状位和冠状位重建
- MRI 包括一个短时反转恢复（STIR）序列

也可能需要以下深入的检查，具体依据临床病例而定：

- 支点 X 线平片
- 功能性 X 线平片（屈位 / 伸位）
- 侧屈位 X 线平片（左侧 / 右侧）
- 脊髓造影或者脊髓造影后 CT 扫描
- CT 血管造影和 / 或 MR 血管造影

为了进一步制订治疗计划，通过影像学检查完成以下测量（图 11.1）：

- 脊柱骨盆参数（骨盆入射角，骨盆倾斜角，骶骨倾斜角）
- 矢状位垂直轴线（SVA）=C7 铅垂线
- 胸椎后凸角度（从 T1 至 T12 或者 T5 至 T12 终板测量）
- 胸腰段角度（从 T10 至 L2 终板测量）
- 腰椎前凸角度（从 L1 至 S1 终板测量）

当进行放射诊断时，应该明白以下的代偿机制[11]：

- 颈椎过度前凸（在一些胸椎后凸情况下）
- 胸椎过度后凸或者前凸（主要出现在颈椎后凸还有一些胸腰段后凸病例中；在全脊柱后凸病例中不可能出现）
- 腰椎过度前凸（任何类型过度后凸的结果）
- 骨盆后倾（骨盆倾斜角大，骶骨倾斜角小）
- 膝关节屈曲（作为一个额外的代偿机制，当骨盆后倾已达最大化时）

当我们决定治疗方案和计划矫形的范围时，所有上面这些因素必须进行仔细评估。

治疗目标

创伤性畸形的治疗目标是改善生活质量和减轻疼痛。当出现一过性的神经损害，应该通过手术治疗。

选择了合适的手术，还需要考虑患者身体的柔韧性。手术应该将畸形矫正到一个适当的、年龄合适的生理脊柱形态[5]。

保守治疗

对于一些畸形较轻伴有腰骶部牵涉痛的患者，日常生活中疼痛偶尔会加重，保守治疗也是合理的选择，包括加强肌肉力量锻炼（尤其是核心肌群），镇痛药物治疗，浸润镇痛。镇痛药物的治疗可以根据世界卫生组织（WHO）概要，强阿片类镇痛药通常是必需的。对于肌肉止点，骶髂关节和收缩的腘绳肌的额外局部治疗通常能够缓解疼痛。对于其他一些不稳定的情况，三点固定支具也会有一定的疗效。使用行走辅助设施，例如助行器，可以进一步改善患者的活动度。手术医生应该向患者解释保守治疗所能达到的有限的预后，可能会伴或不伴额外脊柱不稳定的整体失衡。

手术治疗

患者出现剧烈疼痛，生活质量低下或者出现以下 1 个或多个症状时，需要考虑手术治疗[5]：

- 持续的脊柱不稳定
- 神经损害加重或膀胱功能障碍
- 畸形进行性发展伴有整个脊柱失代偿

大多数患者早期手术治疗可以获得良好的结果[4]。当决定进行手术治疗时，外科医生必须选择适当的手术方式，不仅要解决局部的畸形，而且要恢复局部的稳定。

必须要处理整个脊柱的失代偿，将其矫正并获得满意的长期结果。固定的类型必须足够坚强，以防止矫正后复位的丢失，使局部能够稳定的愈合。手术技术因需要治疗的脊柱部位不同而不同。手术治疗创伤后畸形的目标如下：

- 后柱短缩
- 前柱延长
- 两个过程相结合

当决定了合适的手术治疗方案，必须要考虑以下因素：

- 畸形的僵硬程度
- 畸形定位（颈椎，胸椎，胸腰段，或腰椎）
- 畸形的三维范围
- 既往手术史
- 相关并发症（骨质疏松症，强直性脊柱炎，免疫抑制疾病，糖尿病，痴呆症，恶病质）
- 患者身体的柔韧性
- 患者对麻醉处方药的适应性
- 患者术后的预期

手术方案的制订需要有经验的脊柱外科医生和患者本人根据具体情况而制订，同时需要参考麻醉师和其他相关专家的意见。

手术计划

对于孤立的局部畸形的治疗，必须考虑矢状位平衡，因为恢复良好的脊柱平衡是最终治疗目标。矢状位垂线尽量恢复到距 S1 上终板后缘 5 cm 以内。对于老年患者，矢状位垂线可能位于 S1 前方 5 cm 以外，但是位于股骨头的后侧。为了达到脊柱骨盆的平衡，骨盆倾斜角应该 <20°，腰椎前凸角应为骨盆入射角 ±9°。骶骨倾斜角应该恢复到大约 40° ±10°。达到这些角度后才能获得更好的临床效果[12]。

围手术期的计划应该考虑以下因素：

- 矫形的范围，角度，必须使脊柱达到良好的平衡
- 患者代偿机制（残留的运动节段），以及活动的限制因素（关节强直，挛缩，内植物）
- 矫正脊柱整体或局部后凸畸形的必要性
- 必要截骨术的类型和次数
- 需要固定的范围（固定点），需要考虑临近结构的曲度
- 神经减压的需要
- 既往手术史以及局部的病理情况（例如瘢痕组织，假性脑膜膨出，脊髓空洞）
- 之前已有的内植物类型

术前可以使用打印出的 X 线片以及特殊的软件系统以帮助手术医生制订详细的手术计划。

手术通常采用以椎弓根螺钉固定为基础的技术。如果有必要，术中可能会用到椎弓根钩或者椎板下夹钳。将同轴螺钉直接固定在截骨的临近部位可以促进脊柱的适度矫正。腰椎椎弓根螺钉直

径至少 6 mm，胸椎则至少 5 mm。对合并骨质疏松症的患者，头端和尾端螺钉可以用聚甲基丙烯酸甲酯（PMMA）加强。坚强螺钉例如 6 mm 钛合金或者 5.5 mm 钴铬合金螺钉可以帮助实现长期稳定的矫正固定。

术前还必须考虑医院的手术、麻醉还有医务人员的水平。除了进行良好的血液管理（使用细胞回收器，控制性降压，输血分配，自体血回输），术后在重症监护病房进行护理也是很有必要的。

当手术时间超过 4~6 个小时，应该给患者使用术后机械通气。此外，CT 和MRI 可以快速诊断术后并发症（例如内置物位置不佳，硬膜外血肿）。脊柱外科医生应该熟悉不同的截骨技术以便能够为患者提供最合适的手术方式，缩短手术时间。

为了预防术后神经损害和瘫痪症状，对一些矫正超过 30° 的患者建议术中使用神经电生理监测，或者术中使用Stagnara 唤醒试验。当进行后路闭合矫形术时，必须首先完成充分的减压，以防止矫形过程中继发的冲击导致硬膜囊扭曲。

▌手术入路

术后畸形的矫正可以通过单纯后路、单纯前路、前后结合入路来治疗。手术入路可以以不同的方式结合，例如后—前入路、前—后入路、前—后—前入路，或者后—前—后入路。需要依据手术目的来确定最佳手术入路。例如，减压，治疗局部畸形，或者全脊柱失衡的矫正。

前柱的重建与后柱稳定一样重要，以便获得长期持续的融合。

大多数矫形手术都可以在初次受伤的区域进行，但对特殊情况比如内置物仍然残留在椎体内，可以采用替代入路经畸形的尾端完成矫形，从而避免从原入路进行返修带来严重的并发症。截骨术位置越靠近尾端越有作用。但是必须判断术中对尾端固定的可行性。

术前畸形部位的组织僵硬程度对于矫形效果及其重要。对一些畸形部位组织柔软的患者，可以经单独后路使用椎弓根螺钉固定。在胸椎必须行多处截骨才能实现预期的矫形效果。一些患者前方存在广泛的缺损，术中可使用钛笼和自体植骨以完成前方支撑。否则，高张力负荷常会导致继发的矫正丢失，并进一步导致内固定松动或失败。对一些僵硬的畸形患者，通常需要先对前方进行松解，然后通过后路闭合楔形截骨矫正畸形。

前路手术的指征如下：

- 后路固定后需要前方的支撑
- 前方充分减压后通过后路手术进一步矫正畸形（在一些病例中后路固定可以对前方进行结构支撑）
- 存在前方神经压迫情况下（少见）选择前方减压

为了实现前方融合，使用钛笼或者三皮质自体植骨都是合适的。钛笼的里面和周围均放置了植骨块，可以为前方的骨性融合提供强大的支撑作用[13]。三皮质植骨也是可行的选择。根据局部的植骨质量和总体支撑的强度，可以辅助使用前方钛板[14]。

截骨技术的选择

后路截骨技术既可以短缩后柱，又能同时牵开前柱。

经关节突关节截骨术可以实现每个节段3°~5°的矫正，但是必须保证前柱柔韧性良好。同时建议术中进行黄韧带切除和椎板间减压，以预防在矫形过程中造成的继发性椎管狭窄（钳夹现象）。

目前最广泛应用的技术是经横突切除术或者Wilson和Ponte人字形截骨术。早在1949年Wilson和Turkell等就使用切除关节突关节和椎板间结构治疗Bechterews氏病。1984年，Ponte等[16]对该技术进行改进用来治疗休门氏病后凸畸形。切除关节突关节和所有椎板间结构（韧带），同时进行椎板边缘切除术从而对每个节段实现10°的矫正[17]。

进一步发展的技术是闭合—张开楔形截骨术（COWO），1945年首次报道以来逐渐被广泛应用，成为了广为人知的Smith–Petersen截骨术（SPO）[18]。SP，Ponte截骨术和十字截骨术目前在术中可以同时使用。SPO技术合并后柱切除和短缩，同时进行前方结构的撑开。对一些前方有活动的脊柱节段，例如创伤性后凸性假关节，可以在每个节段获得10°~20°矫正。对一些因为矫形出现前方结构缺损的患者，术中必须要行前方结构的支撑。

治疗创伤性畸形的基本操作是经椎弓根截骨矫形术（PSO）以及它的改良术式[3]。闭合截骨矫形术（CWO）的基本原则在1963年由Scudese和Calabro[19]，1978年Leong[20]分别描述闭合截骨矫形术（CWO）的基本原则。1985年

Thomasen[21]报道了一项新的独具特色的技术，经椎弓根去松质截骨术。1984年Heining[22]报道了蛋壳截骨术。

虽然PSO截骨技术仅限于切除脊柱的后方部分，但是PSO技术可以从后方椎体上切取一个额外的前方楔形。这样就可以在单个节段实现20°~40°的矫正[23]。PSO技术最早应用于腰椎，随后广泛应用于伴有明显后凸的胸椎畸形的矫正[24]。

通过PSO截骨技术，胸椎的每个节段能够实现平均17°的矫正。而且矫正的度数随着胸椎的位置由高到低逐渐增加[25]。

应用PSO截骨技术，广泛的后方椎板切除伴宽的外侧切除，包括椎弓根（图11.2a，b），可以通过两侧椎体V形截骨完成。截骨深度直达椎体前方皮质（图11.2c）。在行后方压缩闭合截骨造缺损之前，需要将椎体后壁完整的切除。总的来说，这是术中最为关键的一步，因为截骨可能会影响或损伤神经结构。应该获得前方良好的闭合或者坚强的骨融合（图11.2d）。对一些伴有冠状位畸形的患者，可以进行不对称截骨。对于胸椎矫形，截骨术需要与肋骨切除术相结合以获得良好的效果。

创伤后畸形通常发生于骨折椎体以及受损的椎间盘。目前有多种PSO的改良术式治疗这类畸形，包括经骨折椎体进行截骨，沿着受累椎体切除损坏的椎间盘[26, 27]（图11.3）。特殊的术式则是所谓的角形截骨术，头端椎体的后1/3截出一个楔形块从而获得进一步的前凸[28]。

通过椎体切除（VCR），包括整个椎体的完整切除（全椎切除术，后凸切除术），每个节段可以实现40°的矫正。典型表现是这些矫形可以通过前—后联

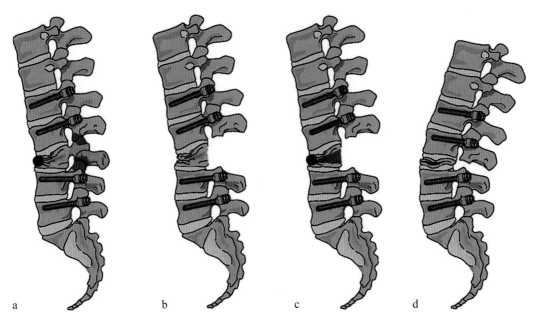

图 11.2 经椎弓根截骨（PSO）过程。如文章中描述

合或者后—前—后入路手术完成。在胸椎则可以通过单纯的后路手术完成，包括术中双侧经肋横突关节切除[29]。VCR术式的主要问题是手术切开范围较大，术中存在持续的不稳定，以及导致术中移位和神经的损伤。目前还没有前瞻性研究对 PSO 技术和 VCR 技术进行比较。但是回顾性研究则支持 PSO 术式，因为这个术式出现并发症更少，手术时间更短[30]。因此，在创伤性后凸畸形的治疗中，应用 VCR 技术的手术指征相对较少。

治疗方法

术中选择合适的治疗方式必须考虑以下几个方面（图 11.4）：

1. 矢状位失衡的类型（Booth/Bridwell 1 型或 2 型）：1 型（节段性畸形，矢状位代偿）需要短节段融合，2 型（全脊柱畸形，矢状位失代偿）需要长节段融合。

2. 僵硬度（骨性融合或假关节）：僵硬的畸形一般需要行前方松解，也可以通过 CWO（PSO 或其他改良术式）从后方实现。对于某些有一定残留活动度的患者，后方闭合术式（经关节突关节切除术，经横突切除术，SPO）可以矫正畸形。

3. 畸形的节段位置（胸椎，胸腰段，腰椎）：在胸椎，通常选择经横突切除术。对于畸形不明显的患者，可能需要 PSO或 VCR 技术。在胸腰段中，PSO 技术是最常用的截骨术式。在腰椎，所有的术式都可以自由应用，发生并发症的几率相对较低。

4. 既往手术史 / 残留内固定：以往行减压手术，硬膜囊周围可见较多的瘢痕组织，导致不能应用 PSO 截骨术。为了达到松解，需要移除残留的内固定。所以可能存在感染的风险。

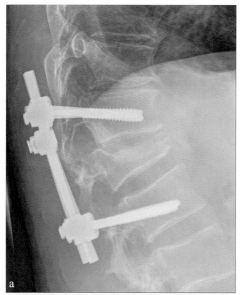

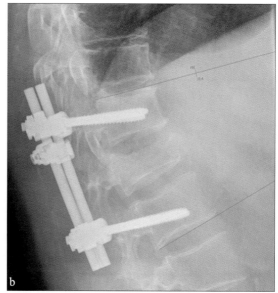

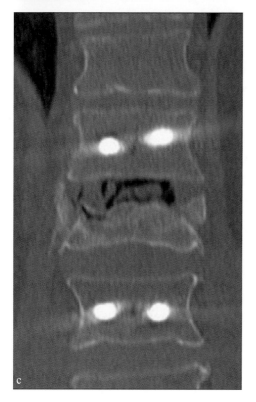

图 11.3　55 岁的多发伤男性患者 T12 C 型骨折。后方固定不足在术后早起出现了创伤性后凸畸形。由于假关节和不稳定，患者主诉有剧烈疼痛。治疗包括后方 T11/12 改良的 PSO 截骨术，T9–L2 的内固定。术后脊柱恢复平衡。a. 站立位侧位 X 线片显示双节段 27° 的后凸畸形。b. 仰卧侧位 X 线片显示双节段 15° 的后凸畸形，表明脊柱不稳定。c. 冠状位 CT 扫描显示椎间气体 / 假关节

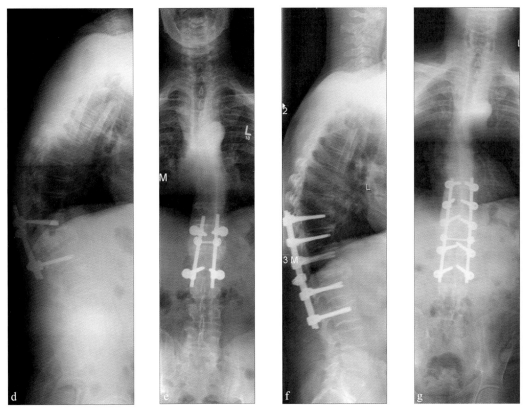

图 11.3（续）　d. 术前全脊柱侧位片（矢状位垂直轴［SVA］：7 cm，骨盆倾斜 29°，腰椎前凸 71°）。e. 术前全脊柱前后位 X 线片。f. 术后 1 年全脊柱侧位片（SVA：−4 cm，骨盆倾斜 18°，腰椎前凸 45°）。g. 术后 1 年的全脊柱前后位 X 光片

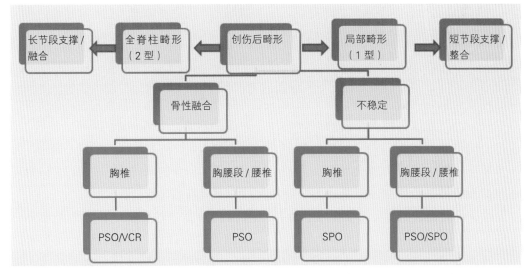

图 11.4　流程图显示创伤性后凸畸形进行治疗时需要考虑的因素。PSO，经椎弓根截骨术；SPO，Smith-Petersen 截骨术；VCR，全椎切除术

5. 患者体征：患者并发症（例如之前有过腹部或胸部手术，限制性肺病，肥胖，心功能不全）可能限制手术入路的选择。而且必须综合考虑患者的期望值。

随访

术后，患者需要进行充分的镇痛治疗，因为他们不仅要承受手术创伤带来的疼痛，还包括肌肉，韧带，关节矫形后引起的疼痛。总的来说，患者需要实行 WHO 三阶梯镇痛治疗方案。如果术中固定稳定，则可以不戴支具早期进行床旁活动。

并发症

矫形手术的风险较高，因此并发症发生率也较高。最近，国际脊柱研究组织报道了一份 423 例接受 VCR 手术的患者资料：7% 的患者出现了术中并发症，39% 的患者出现围手术期的并发症，42% 的患者出现术后并发症[31]。总的来说，手术治疗创伤畸形的并发症发生率高达 38%[32]。在截骨术中，撑开或平移脊髓可能会损伤神经。但是，如果减压不充分而进行复位可能会出现脊髓损伤或神经损伤等并发症。对于明显的后凸畸形矫正超过 40°，可能会发生腹内损伤包括血管破裂（例如主动脉夹层）。主要的神经或血管的并发症发生率为 0~20%[4, 5, 33]，感染的发生率为 0~7%[5]。

迟发并发症包括假关节形成，内固定失效，临近节段骨折和矫形丢失，发生率为 34%，返修手术率为 18%[32,

34]。需要注意的是术后通常会存在几度的矫形丢失。

因此，术前需要综合考虑不同手术的优缺点。手术矫形的程度越大，术后并发症的发生率越高[35]。

结果

总体上缺乏创伤性后凸畸形矫形治疗的长期随访研究。最新文献报道可以矫正 10°~58° 的畸形角度，术后 90% 的患者疼痛明显减轻，而且融合率达到 90% 以上[14, 23~26, 28, 30, 32, 36~40]。

已有报道创伤后数年再行手术治疗可以减轻神经功能障碍的症状[38~40]。因此，矫形治疗是治疗创伤性畸形的有效手段。

本章小结

创伤性畸形是一种伴有疼痛的脊柱成角后凸畸形。每一个脊柱创伤患者都有可能继发产生这种畸形。只要有足够的代偿机制，不稳定就会消失，保守治疗就成为可能。当所有的代偿机制不再起作用或者当表现出不稳定时，只有手术治疗才能取得良好的结果。患者典型的主诉包括难以忍受的疼痛，生活质量的降低，神经/泌尿系统症状，伴有进展性的后凸畸形。每一种手术治疗的基础是精准的评估畸形程度以及目前的代偿机制。

只有充分的影像学诊断才能够制订详细的术前计划。根据畸形的类型和位置，术中可能用到不同的截骨技术。最常用的手术方式是 PSO。手术的方式必须合理并且能满足患者的预期。脊柱矫形手术是高风险手术，发生并发症的可能性较高。这种手术需要由有经验的脊柱外科医生完成，术中需要准备完善的设备以方便对可能发生的并发症进行诊断和治疗。当进行稳定固定和恢复矢状位平衡后，大多数患者可以获得良好的手术效果。

要点

◆ 创伤性畸形是胸腰椎术后潜在的灾难性并发症。

◆ 需要熟悉脊柱生物机制和代偿机制从而准确评估畸形。

◆ 需要临床检查和充分的影像学资料以选择合适的手术治疗策略。

◆ 早期手术治疗并恢复最合适的脊柱骨盆序列是获得良好结果的基础。

◆ 后方结构是矫形手术的基础，尤其是 PSO 截骨术以及改良术式，是矫形的基本手术方法。

难点

◆ 整体思考，局部着手！全面分析局部畸形和矢状位情况是避免失败的最重要因素。

◆ 患者伴随的疾病越多，术后不满意的风险越大。

◆ 脊柱后方结构的短缩可以导致椎管变窄从而出现神经损害。

◆ 过度矫形（矢状位负平衡）可以导致头端临近节段的骨折

◆ 退行性疾病，尤其是临近畸形近端的椎管狭窄和退变性不稳定必须通过手术进行治疗。

■ 参考文献

5篇"必读"文献

1. Koller H, Acosta F, Hempfing A, et al. Long-term investigation of nonsurgical treatment for thoracolumbar and lumbar burst fractures: an outcome analysis in sight of spinopelvic balance. Eur Spine J2008;17:1073-1095

2. Gertzbein SD. Scoliosis Research Society. Multicenter spine fracture study. Spine 1992;17:528-540

3. Schoenfeld AJ, Wood KB, Fisher CF, et al. Posttraumatic kyphosis: current state of diagnosis and treatment: results of a multinational survey of spine trauma surgeons. J Spinal Disord Tech 2010;23:e1-e8

4. Vaccaro AR, Silber JS. Post-traumatic spinal deformity. Spine 2001; 26(24, Suppl);S111-S118

5. Buchowski JM,Kuhns CA, Bridwell KH, Lenke LG. Surgical management of posttraumatic thoracolumbar kyphosis. Spine J 2008;8:666-677

6. Magerl F, Aebi M, Gertzbein SD, Harms J, Nazarian S. A comprehensive classification of thoracic and lumbar injuries. Eur Spine J 1994;3:184-201

7. Swartz K, Fee D. Kümmell's disease: a case report and literature review. Spine 2008;33: E152-E155

8. Booth KC, Bridwell KH, Lenke LG, Baldus CR, Blanke KM. Complications and predictive factors for the successful treatment of flatback deformity (fixed sagittal imbalance). Spine 1999;24:1712-1720

9. Polly DW Jr, Klemme WR, Shawen S. Management options for the treatment of postraumatic thoracic kyphosis. Semin Spine Surg 2002;12:110-116

10. Stagnara P, De Mauroy JC, Dran G, et al. Reciprocal angulation of vertebral bodies in a sagittal plane; approach to references for the evaluation of kyphosis and lordosis.Spine 1982;7:335-342

11. Lamartina C, Berjano P. Classification of sagittal imbalance based on spinal alignment and compensatory mechanisms. Eur Spine J 2014;23:1177-1189

12. Schwab F, Patel A, Ungar B, Farcy JP, Lafage V. Adult spinal deformity-postoperative standing imbalance: how much can you tolerate? An overview of key parameters in assessing alignment and planning corrective surgery. Spine 2010;35:2224-2231

13. Schnake KJ, Stavridis SI, Kandziora F. Five-year clinical and radiological results of combined anteroposterior stabilization of thoracolumbar fractures. J Neurosurg Spine 2014;20:497-504

14. Aebli N, Timm K, Patrick M, Krebs J. Short-segment posterior instrumentation combined with anterior spondylodesis using an autologous rib graft in thoracolumbar burst fractures. Acta Orthop 2014;85:84-90

15. Wilson MJ, Turkell JH. Multiple spinal wedge osteotomy; its use in a case of Marie-Strumpell spondylitis. Am J Surg 1949;77:777-782

16. Ponte A, Vero B, Siccardi GL. Surgical treatment of Scheuermanns kyphosis. In: Winter RB, ed. Progress in Spinal Pathology: Kyhphosis. Bologna: Aulo Gaggi; 1984:75-80

17. Pérez-Grueso FS, Cecchinato R, Berjano P. Ponte osteotomies in thoracic deformities. Eur Spine J 2015;24(Suppl 1):S38-S41

18. Smith-Peterson MN, Larson CB, Aufranc OE. Osteotomy of the spine for correction of flextion deformity in rheumatoid arthritis. Clin Orthop Relat Res 1969;66:6-9

19. Scudese VA, Calabro JJ. Vertebral wedge osteotomy. Correction of rheumatoid (ankylosing) spondylitis. JAMA 1963; 186:627-631

20. Leong JCY, Ma A, Yau C. Spinal osteotomy for fixed flexion deformity. Orthop Trans 1978;2:271

21. Thomasen E. Vertebral osteotomy for correction of kyphosis in ankylosing spondylitis. Clin Orthop Relat Res 1985;194:142-152

22. Heining CF. Eggshell procedure. In: Luque ER, ed. Segmental Spine Instrumentation. Thorofare, NJ: Slack; 1984:221-234

23. Xi YM, Pan M, Wang ZJ, er al. Correction of posttraumatic thoracolumbar kyphosis using pedicle subtraction osteotomy. Eur J Orthop Surg Traumatol 2013;23(Suppl 1):S59-S66

24. Faundez A, Byrne F, Sylvestre C, Lafage V, Cogniet A, Le Huec JC. Pedicle subtraction osteotomy in the thoracic spine and thoracolumbar junction: a retrospective series of 28 cases. Eur Spine J 2015; 24(Suppl 1):S42-S48

25. O'shaughnessy BA, Kuklo TR, Hsieh PC, Yang BP, Koski TR, Ondra SL. Thoracic pedicle subtraction osteotomy for fixed sagittal spinal deformity. Spine 2009;34:2893-2899

26. Zhang X, Zhang X, Zhang Y, Wang Z, Wang Y. Modified posterior closing wedge osteotomy for the treatment of posttraumatic thoracolumbar kyphosis. J Trauma 2011; 71: 209-216

27. Schnake KJ, Kandziora F. Correction of posttraumatic kyphosis of the thoracolumbar spine with modified pedicle subtraction osteotomy. Eur Spine J 2010;19:2231-2232

28. Berjano P, Pejrona M, Damilano M, Cecchinato R, Aguirre MFI, Lamartina C. Corner osteotomy: a modified pedicle subtraction osteotomy for increased sagittal correction in the lumbar spine. Eur Spine J 2015;24(Suppl 1):58-65

29. Street J, Fisher C, Sparkes J, et al. Single-stage posterolateral vertebrectomy for the management of metastatic disease of the thoracic and lumbar spine: a prospective study of an evolving surgical technique. J Spinal Disord Tech 2007;20:509-520

30. Suk SI, Kim JH, Lee SM, Chung ER, Lee JH. Anteriorposterior surgery versus posterior closing wedge osteotomy in posttraumatic kyphosis with neurologic compromised

osteoporotic fracture. Spine 2003;28:2170-2175

31. Bianco K, Norton R, Schwab F, et al; International Spine Study Group. Complications and intercenter variability of three-column osteotomies for spinal deformity surgery: a retrospective review of 423 patients. Neurosurg Focus 2014;36:E18

32. Kim WJ, Lee ES, Jeon SH, Yalug I. Correction of osteoporotic fracture deformities with globa sagittal imbalance. Clin Orthop Relat Res 2006;443:75-93

33. Bridwell KH, Lewis SJ, Edwards C, et al. Complications and outcomes of pedicle subtraction osteotomies for fixed sagittal imbalance. Spine 2003;28:2093-2101

34. Maier S, Smith JS, Schwab F, et al; International Spine Study Group. Revision surgery after three-column osteotomy in 335 adult spinal deformity patients: inter-center variability and risk factors. Spine 2014;Epub ahead of print

35. Bridwell KH. Decision making regarding Smith-peterson vs pedicle subtraction osteotomy vs vertebral column resection for spinal deformity. Spine 2006;31:171-178

36. Lehmer SM, Keppler L, Biscup RS, Enker P, Miller SD, Steffee AD. Posterior transvertebral osteotomy for adult thoracolumbar kyphosis. Spine 1994;19:2060-2067

37. Kostuik JP, Matsusaki H. Anterior stabilization, instrumentation, and decompression for post-traumatic kyphosis. Spine 1989;14:379-386

38. Zeng Y, Chen Z, Sun C, et al. Posterior surgical correction of posttraumatic kyphosis of the thoracolumbar segment. J Spinal Disord Tech 2013;26:37-41

39. Benli IT, Kaya A, Uruṣ V, Akalin S. Minimum 5-year follow-up surgical results of post-traumatic thoracic and lumber kyphosis treated with anterior instrumentation: comparison of anterior plate and dual rod systems. Spine 2007;32:986-994

40. Bohlman HH, Kirkpatrick JS, Delamarter RB, Leventhal M. Anterior decompression for late pain and paralysis after fractures of the thoracolumbar spine. Clin Orthop Relat Res 1994;300:24-29

12

强直性骨折的诊治

原著　Zachary A. Child, Richard J. Bransford
翻译　姜　宇　齐　强

■ 引言

血清学阴性的脊柱关节病，例如强直性脊柱炎（AS）和弥漫性特发性骨肥厚症（DISH），在鉴别和治疗脊柱创伤中表现出独特的挑战。对于这类患者的治疗具有一定的挑战性，他们往往发病年龄较高，合并内科代谢性疾病，且生理性紊乱的发病率也较高。强直脊柱解剖结构的复杂性和治疗构想的生物力学需求是主要的鉴别要点，并带来了额外的挑战。本章力求说明这些要点，帮助脊柱外科医生治疗这些不幸的患者。

■ 背景

由于可能存在选择性偏倚，强直状态患者的发病率较高。回顾以往的文献研究发现主要有 2 种强直状态——AS 和 DISH[1-6]。许多实习医生都比较过两者之间不同的影像学表现强调 AS 主要以炎症性反应为基础。然而，更多的最新研究显示出两者较为相似。当发生创伤时，两者相似的骨折表现和治疗陷阱使这两者可以合并起来分析。反应性关节炎、银屑病性关节炎和肠绞痛性关节炎（炎症性肠病）表现为弥漫性的脊柱强直，它们的治疗将在本章节进行详细阐述。

强直性脊柱炎或许是最值得关注的血清阴性的脊柱关节病。病因尚不明确，整个人群中发病率 0.1%~1.4%[4]。诊断时需要考虑如下因素如腰部活动受限、胸壁扩张下降，持续的腰痛，伴有影像学表现的骶髂关节炎以及关节炎性反应部位出现新的骨化。经典的弥漫性骨化，即所谓的竹节样脊柱改变，一般在相对较晚的时期出现。患者诊断为强直性脊柱炎的平均年龄为 59.1 岁[4]。最近一项来自丹麦健康登记处（Danish Health Registries）的研究发现强直性脊柱炎患者发生椎体骨折的风险较正常人群高 5 倍，非椎体骨折风险增高 35%，大多发生于患病的前 2.5 年内[4]。这是一个显著遗传性疾病，在兄弟姐妹之间遗传风险达 9%，在患病成人子女中遗传可能性大于 95%。人类白细胞抗原（HLA-B27）与该病呈强关联，但是这类疾病中仅有 2% 的 HLA-B27 阳性个体存在[6]。关于双胞胎的研究也表明环境因素也可能对该病有一定影响。

弥漫性特发性骨质增生症（DISH）没有表现出像强直性脊柱炎一样多的全身并发症，它可能是由于功能性脊柱单元发生的自然退变。该病与年龄呈线性相关，平均发病年龄为68岁。与AS相似，DISH的诊断标准包括至少4个连续椎体前外侧出现平滑的钙化或骨化[7]，椎间盘的高度相对得以保留，但是小关节部位和双侧骶髂关节（SI）没有发生骨化，也未见关节侵蚀。虽然DISH与肥胖症和2型糖尿病相关，但通常认为该疾病是非炎症性疾病[6, 7]。

因为疾病的炎症性质，强直性脊柱炎发病时间较早，平均诊断时间更早。DISH随年龄增大，具有不同的临床表现。但是，AS和DISH都会随年龄增大而逐渐加重，因为并发症会逐渐加重。严重神经损伤的发生率和与治疗相关的并发症都随年龄的增长，增加了治疗的难度。因为功能性脊柱骨化逐渐加重，脊柱逐渐变得僵硬。从而形成了一个逐渐僵硬的杠杆撬臂，增加相连接地方的应力。根据目前的文献资料研究发现其受伤机制均为低能量损伤，例如摔伤，大多数患者伴有其他过度的损伤。这在某种程度上反映了伤害发生时患者的表现，也称作医学上病态的老年人。由于两种疾病的病理基础较为相似，其死亡率和术中/术后并发症也较为相似并且会随着年龄增大而逐渐加重[2, 4, 9]。

这些疾病本质损伤的鉴别往往较为困难。首先需要鉴别诊断患者的病情。明确区分终板、骨赘骨折与微小的三柱损伤通常较为困难。有时损伤导致的骨折移位较小，而且患者没有可疑的临床症状，会导致漏诊。研究报道显示漏诊率高达21%，同时伴有较高的神经损伤（86%）[2]。

个别独特的骨折类型和并发症，如在该病例中可观察到独特的硬膜外血肿（图12.1，12.2）。

文献中，硬膜外血肿的发病率为5%~10%[4, 10-12]。神经损伤较为常见，通常发生于颈椎与胸椎相接的水平（图12.1），可以预示神经损害的严重程度。美国脊柱损伤协会（ASIA）描述的神经功能状态广为人知，而且研究显示神经损害的严重程度与总体死亡率相关[2,4,5]。进一步来看，延迟诊断与增加脊髓损害相关。根据临床研究报道约81%的患者因为漏诊而神经损害进行性加重[2]。同时还可以发现额外的损伤或非连续性的骨折现象，因为其发生率大约为10%。因此，治疗强直状态疾病的鉴别和治疗对外科医生来说是一项重大的挑战。

工具，技术和特殊考虑

强直脊柱的治疗具有诸多挑战。这些挑战与患者受伤前和手术后的健康状况相关。许多患者表现为急性脊髓损伤，有较高的不稳定和神经损害的发生风险。影像学检查，围手术期治疗，手术体位，手术入路和技巧，术后并发症将会在本章进行全部讨论。

鉴别

治疗前最重要的是鉴别。如前所述，伴有强直脊柱损伤的治疗是一项独特的挑战。鉴别强直节段本身非常重要，因为它会对临床骨折的诊断进行干扰，需要临床医生对影像学资料进行更仔细的

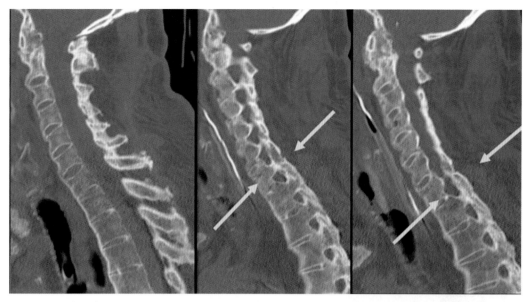

图 12.1　强直性脊柱炎（AS）患者下颈椎（箭头），注意无移位的骨折和明显的良性损伤

审阅。一项研究发现平均的诊断时间是 2 天（±2.7；0~12 天）。神经损伤的漏诊率高达 20%，因此漏诊的风险较高。密切地观察颈胸段和胸腰段水平非常重要（表 12.1）。

此外，非连续的损伤比较常见，大约占 10%[2, 4]。由于单纯应用 X 线平片诊断较为困难，推荐常规使用 MRI 和 CT 进行全方位的检查。有时简单的骨折可能会误导临床医生忽视潜在不稳定的三柱损伤。终板的骨折或者微小椎间盘间隙增宽对临床医生可以起到借鉴诊断的作用。不熟悉这些知识或者没有掌握适当的可疑指标的医生最好不要去接诊这类患者。由于低能量损伤较为常见，所以 CT 检查并不是诊断的金标准，需要结合其他辅助检查协助诊断。过度伸展或者伸展 / 牵拉损伤是最常见的骨折类型。同时注意陈旧性骨折愈合或合并后凸畸形的患者较为常见，尤其在 AS 人群中更易多发。

围手术期治疗

强直性脊柱炎早期的死亡率较高。相反，DISH 多数在高龄发病，所以内科疾病并发症也相应增高。多项研究发现，死亡率会随年龄呈线性增高，很可能继发于其他的疾病。同时该研究还发现，心脏疾病为该病发生率和死亡率显著的独立预测因素[2, 8, 10~16]。如果损伤前存在心血管疾病，推荐先请心内科会诊。住院医生或者老年内科专家可以在围手术期帮助管理这类患者。摔伤和创伤的风险相同，行系统治疗后的患者还存在摔伤的风险，需要在制订诊疗计划时详细考虑。

体位

特别是强直性脊柱炎，术前或伤前的畸形对于手术治疗是一项严峻的挑战。患者的体位非常重要，需要在术前计划中考虑恢复患者体位的方法和可能。通常无法将这些患者放到平板上。伤前的后凸畸形在坚硬的平面上会导致压力不平衡，需要立即转换为其他的固定方式或者早期进行脊柱切除。治疗的目标是固定而不仅仅让患者可以平躺，同时需要避免不必要的神经损伤并发症或者机体功能下降（图 12.3，12.4，12.5）。

术前需要进行神经监测。术者在摆体位和内固定过程中需要持续观察躯体感觉和运动诱发电位的情况。如果术中计划使用唤醒试验或在神经电生理监测之外增加该试验，需要提前告知患者。术中使用填塞物、长枕、悬臂及其他辅助措施固定后凸和矢状位失衡，同时需要考虑术后想要获得的姿势。随后讨论采用矫形截骨进行治疗，包括放置可移除的长枕或使用有关节的床架。因为大多数是伸展性损伤，术中可以使用屈曲的床架（Wilson）或者可调节的手术床（AXIS）来调整固定后凸（MizuhoOSI, Union City, CA）（图 12.6）。

例如，手摇柄 Wilson 床架可以完全屈曲（后凸状态），然后在固定后可以减小。相反，术中需要避免使用 Gardner–Wells 钳子或者仰卧位（前凸位）否则会导致躯体处于过伸位。仰卧或俯

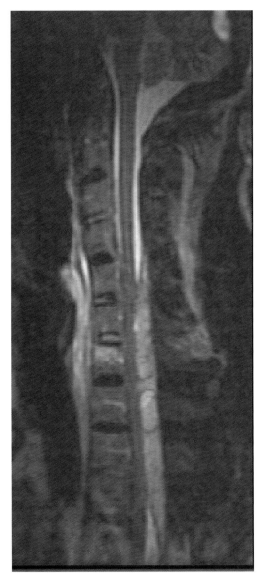

图 12.2 图 12.1 中患者的磁共振（MRI）

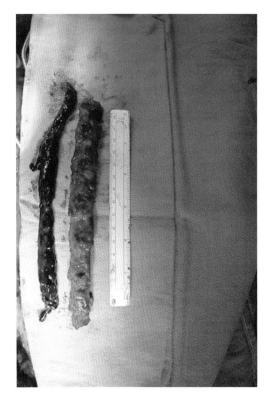

图 12.3 从椎管内取出的硬膜外血肿

表 12.1　欧洲损伤部位分布的 Meta 分析

部位	水平	骨折数 n（%）	AS	DISH	最终 SCI ASIA（A–D）
颈椎（n=67；占骨折总数的55%）	C2	8（7）	2	6	40（60%）
	C2–C3	3（2）	2	1	
	C3–C4	5（4）	1	4	
	C4–C5	8（7）	3	5	
	C5–C6	17（14）	9	8	
	C6–C7	21（17）	11	10	
	C7–T1	5（4）	0	5	
胸椎（n=39；占骨折总数的32%）	T1–T2	0（0）	0	0	12（31%）
	T2–T3	0（0）	0	0	
	T3–T4	2（2）	0	2	
	T4–T5	2（2）	0	2	
	T5–T6	3（2）	1	2	
	T6–T7	4（3）	1	3	
	T7–T8	4（3）	1	3	
	T8–T9	3（2）	0	3	
	T9–T10	9（7）	3	6	
	T10–T11	4（3）	0	4	
	T11–T12	5（4）	1	4	
	T12–L1	3（2）	1	2	
腰椎（n=16；占骨折总数的13%）	L1–L2	7（6）	3	4	3（19%）
	L2–L3	3（2）	3	0	
	L3–L4	5（4）	2	3	
	L4–L5	1（0）	0	1	
	L5–L1	0（1）	0	0	
合计		122	44（36%）	78（64%）	55

出　自：From Westerveld LA, Verlaan, JJ, Oner FC. Spinal fractures in patients with ankylosing spinal disorders: a systematic review of the literature on treatment, neurological status and complications. Eur Spine J 2009; 18:145-156.

缩略语：AS，强直性脊柱炎；ASIA，美国脊柱损伤协会；DISH，弥漫性特发性骨肥厚；SCI，脊髓损伤。

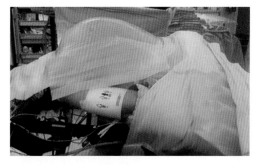

图 12.4　AS 患者固定在 Jackson 床上，后凸强迫体位头放置在两个轨道之间

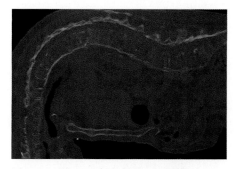

图 12.5　图 12.4 中患者的 CT 扫描

卧位与屈 / 伸位一样，可能会出现神经监测信号的丢失，术中需要注意方法上的灵活性（图 12.7 和 12.8）。

■ 手术治疗

目前的生物力学研究显示对于长骨骨折需要行内固定治疗。已经进行了多项关于强直脊柱临近骨折近端和远端的长力臂的对比研究。骨折无明显分离的患者，可能在受力作用下进一步发展，从而诱发神经的损伤[2, 4, 9, 13]。此外，骨化韧带的损伤使其对其他结构的稳定帮助无效。因此，可以应用治疗长骨骨折的原则来指导这些患者骨折的手术治疗（图 12.9）。

鉴于内固定治疗并发症发生率较高，而短节段固定的生物力学支撑相对较差。相反，如果在骨折上下多于三个节段固定和融合，发生固定失败的风险则最低。此外，对于已经融合（强直的）的脊柱，这些节段的活动很少会导致角度的丢失。

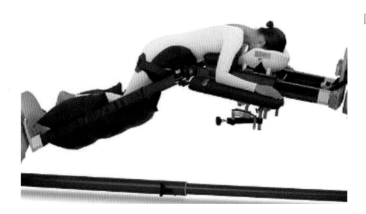

图 12.6　可调节框架式手术床

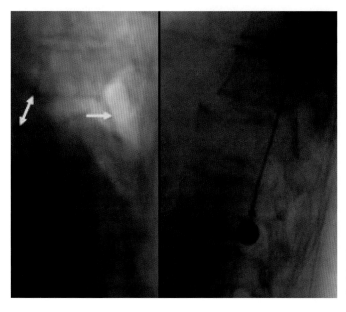

图 12.7　卧位在后凸位（Wilson）支架上导致骨折移位，神经监测信号消失

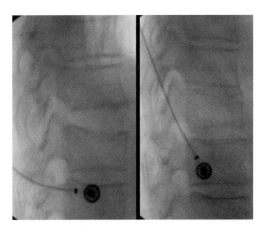

图 12.8 再次摆放体位在前凸位（Jackson）床架，骨折复位

Caron 等在西雅图 Harborview 医院[2] 报道固定骨折上下三节段治疗 43 例患者没有发生内固定的失败。如果限制融合的长度，不恰当的螺钉置入，短节段手术固定以及发生手术相关失血或感染，最终导致单纯前路短节段固定的失败。单纯前路椎间盘切除和融合术（ACDF）是治疗脊椎间盘韧带损伤的一种可行的方法，但除外颈椎强直状态。不应采用前方固定融合术治疗长力臂的 AS 和 DISH。此外，椎间盘的状态受 AS 和 DISH 的椎间盘和韧带骨化的影响。坚硬的整体螺钉例如较老的内固定器或其他的无关节活动螺钉可以帮助复位，在内固定后能够牵开骨折。

脊髓损伤和硬膜外血肿需要进行手术治疗。术中使用椎板切除减压术、椎板切除术结合经椎弓根减压和血肿清除术，神经损伤率高达 60%~80%。研究发现，神经功能的改善与 ASIA 评分以及手术治疗相关（图 12.10）。

目前使用矫形截骨术治疗还存在争议。尽管学者认为矫形截骨可以改善患者后凸畸形，但是会增加继发神经受损的风险。如果可行则广泛的椎板切除术应该先于矫形手术。如果矫形增加了背部成角，需要避免脊柱向后滑移。因此，这种矫

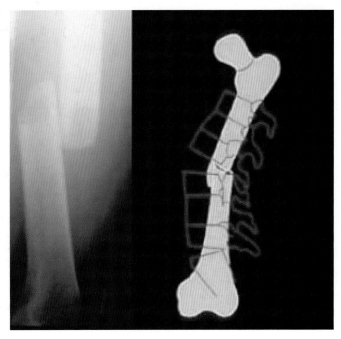

图 12.9 强直脊柱三柱骨折模型和长骨骨折机制

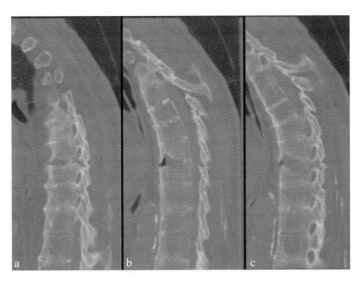

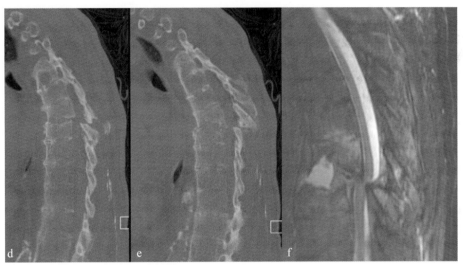

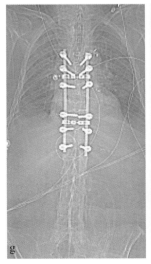
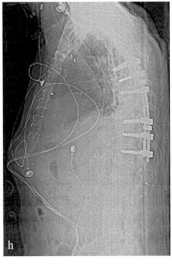

图 12.10　合并 2 型糖尿病的 58 岁男性患者摔伤后的表现。检查神经功能是否完好，使用支具保守治疗。a~c. 治疗前的 CT 显示伸展牵拉伤但没有脱位。（d）CT 和（e）随访扫描显示进展性的不稳定和滑脱。f. 滑脱后的 MRI 与脊髓损伤相符。g.患者最终采用椎板切除固定融合术治疗。h. 最终的运动功能分级是 ASIA C 级

形手术需要考虑高度个体化并对适宜的患者进行手术。此外，如果矫形时需要在术中做出调整（参看前面章节），那么需要考虑患者的体位。但是，有些学者强烈的建议如果仅是改变术中的体位，而没有改变患者的脊柱力线，则会加重神经损伤的风险或者造成继发的神经损伤[5]。

少数研究采用经皮里—外固定器进行治疗，也同样取得良好的效果[17]。然而，需要考虑术中是否需要减压，以及硬膜外血肿发生的风险，同时需要考虑连接棒对于外形轮廓的维持。此外，这个固定无法进行后方的融合。内固定并发症发生率和技术有一定的相关性。如果需要同时术中减压，则微创手术则不具有优势。Yeoh 等[17]报道了来自英国的一项研究，使用经皮螺钉治疗 AS 患者并取得良好效果。其他有关经皮螺钉可能损害融合部位相邻关节突关节则较少适用于强直脊柱的治疗，但是这也为该类患者损伤的治疗提供了一种可行的方法。在这两种情况下，尤其是对于 AS 患者，术中想要达到理想的解剖复位非常困难，并且有赖于术中良好的透视来完成。

■ 并发症

多项研究显示该类损伤的死亡率较高[2, 5]。由于该类损伤患者不良的身体状态，所以其伤后 1 年的死亡率相对较高达 30%~50%，而且通常与损伤本身无关。年龄和死亡率之间呈线性相关[2, 4, 5]。与股骨颈骨折相类似，这类损伤可以看作是预示患者生活和健康状况的前哨事件，护理人员和家属需要谨慎关注并帮助患者康复。目前的大样本临床研

究发现患者的手术死亡率低于保守治疗。同时报道的比较特异的并发症有主动脉夹层，假性动脉瘤，气管和食管损伤[4]。关于 AS 的基础研究发现骨折节段 AS 的炎症反应，会导致动脉外膜的瘢痕栓住主动脉和气管 / 食管[18, 19]。经常报道的术后并发症包括深静脉血栓，手术伤口感染，肺部并发症，以及与年龄相关的内科并发症。血胸、气胸和少见的医源性神经损伤的发生，可能与胸椎内固定有关。由于该类损伤通常因低能量损伤所致，所以很难预测患者的相关发病率和死亡率。

■ 本章小结

AS 和 DISH 的发病率逐渐增高，同时合并伤的漏诊率也相对较高，所以在临床诊断中需要行进一步鉴别诊断并排除相关损伤。临床中对于合并伤的鉴别诊断及损伤严重程度的评估较为困难，根据目前的研究发现该类损伤的漏诊和延迟诊断的发生率较高，同时需要注意合并神经的损伤。在最初脊柱畸形的手术治疗过程中，需要注意术中体位的摆放和术中临时固定的位置，尤其注意对于高度不稳定的损伤，需要行多点分散和长的后路节段固定。

> **要点**
> - 这些是充满挑战的患者和骨折。
> - 临床医师对伴有外伤的强直性脊柱炎患者应高度怀疑其合并骨折的可能。
> - 脊柱外科医生及其团队成员（放射科医生，普通创伤医生，住院医师，

急诊科医生）应该熟悉该疾病的损伤类型和临床诊断。

◆ 伴有内科疾病的高龄患者该疾病的并发症发生率较高。

◆ 需要充分考虑术前计划及术中采用的手术体位，可使用后凸的床架以减少患者损伤。

◆ 在手术治疗过程中，必须对手术风险和生物力学机制进行总体分析和理解。

难点

◆ 通常不合并其他外伤。

◆ 损伤的机制通常是低能量摔伤，可能会对潜在的不稳定漏诊。

◆ 硬膜外血肿发生率达 5%~10%。

◆ 不适当的影像学检查可能会漏诊非连续性骨折，加重神经损伤的风险。

◆ 表面上良性的终板骨折和椎间盘韧带损伤会忽视损伤的严重程度。

◆ 保守治疗可能会带来灾难性的神经损伤。

◆ 如果应力过于集中，术中采用短节段固定可能会导致固定失效。

◆ 损伤后的过度矫形可能会导致继发性神经损伤。

■ 参考文献

5 篇 "必读" 文献

1. Finkelstein JA, Chapman JR, Mirza S. Occult vertebral fractures in ankylosing spondylitis. Spinal Cord 1999;37:444-447

2. Caron T, Bransford R, Nguyen Q, Agel J, Chapman J, Bellabarba C. Spine fractures in patients with ankylosing spinal disorders. Spine 2010;35:E458-E464

3. Prieto-Alhambra D, et al. Ankylosing spondylitis confers substantially increased risk of clinical spine fractures: a nationwide case-control study. Osteoporos Int 2014;26:85-91

4. Westerveld LA, Verlaan JJ, Oner FC. Spinal fractures in patients with ankylosing spinal disorders: a systematic review of the literature on treatment, neurological status and complications. Eur Spine J 2009;18:145-156

5. Whang PG, Goldberg G, Lawrence JP, et al. The management of spinal injuries in patients with ankylosing spondylitis or diffuse idiopathic skeletal hyperostosis: a comparison of treatment methods and clinical outcomes. J Spinal Disord Tech 2009;22:77-85

6. Van der Linden S. Ankylosing spondylitis. In: Kelley WN, Harris S, Ruddy S, et al. Textbook of Rheumatology, 5th ed, vol 2. Philadelphia: WB Saunders; 1997:969-982

7. Resnick D. Diffuse idiopathic skeletal hyperostosis(DISH). West J Med 1976;124:406-407

8. Osgood CP, Abbasy M, Mathews T. Multiple spine fractures in ankylosing spondylitis. J Trauma 1975;15:163-166

9. Bransford RJ, Koller H, Caron T, et al. Cervical spine trauma in DISH patients-injury characteristics and outcome with surgical treatment. Spine 2012;37:1923-1932

10. Hendrix RW, Melany M, Miller F, Rogers LF. Fracture of the spine in patients with ankylosis due to diffuse skeletal hyperostosis: clinical and imaging findings. AJR Am J Roentgenol 1994;162:899-904

11. Trent G, Armstrong GW, O'Neil J. Thoracolumbar fractures in ankylosing spondylitis. High-risk injuries. Clin Orthop Relat Res 1988;277:61-66

12. Wu CT, Lee ST. Spinal epidural hematoma and ankylosing spondylitis: case report and review of the literature. J Trauma 1998;44:558-561

13. Jacobs WB, Fehlings MG. Ankylosing spondylitis and spinal cord injury: origin, incidence, management, and avoidance. Neurosurg Focus 2008;24:E12

14. Rowed DW. Management of cervical spinal cord injury in ankylosing spondylitis: the intervertebral disc as a cause of cord compression. J Neurosurg 1992;77:241-246

15. Hitchon PW, From AM, Brenton MD, Glaser JA, Torner JC. Fractures of the thoracolumbar spine complicating ankylosing spondylitis. J Neurosurg 2002;97(2,Suppl):218-222

16. Olerud C, Frost A, Bring J. Spinal fractures in patients with ankylosing spondylitis. Eur Spine J 1996;5:51-55

17. Yeoh D, Moffatt T, Karmani S. Good outcomes of percutaneous fixation of spinal fractures in ankylosing spinal disorders. Injury 2014;45:1534-1538

18. Wang YF, Teng MM, Chang CY, Wu HT, Wang ST. Imaging manifestations of spinal fractures in ankylosing spondylitis. AJNR Am J Neuroradiol 2005;26:2067-2076

19. Fazl M, Bilbao JM, Hudson AR. Laceration of the aorta complicating spinal fracture in ankylosing spondylitis. Neurosurgery 1981;8:732-734

13

脊柱—骨盆固定

原著　Carlo Bellabarba, Richard J. Bransford
翻译　温冰涛　郭昭庆

▪ 引言

　　骶骨位于脊柱和骨盆连接处，在稳定脊柱和骨盆方面起重要的作用。因此，基于该解剖特性，骶骨骨折会引起骨盆环和（或）脊柱骨盆连接的不稳定。虽然，由低能量损伤所致的骶骨不全骨折人数逐年增多，但是本章节重点讨论由高能量所导致的损伤。这种损伤多会导致骨折移位和粉碎性骨折，并伴有神经和腹部—骨盆结构的损伤，以及大量失血所导致的高死亡风险。因此，在紧急处理骶骨骨折方面面临诸多挑战，它不只是简单的骨折再复位固定，而且需要高水平的外科手术技巧和经验，以及多学科协作来共同治疗。总之，骨盆后方和脊柱—骨盆区域的重建是一个潜在高风险和复杂的手术，需要精细的术前计划，配以丰富的经验、技巧和团队合作才能达到最佳的手术效果。

　　骶骨骨折通常合并有脊柱其他部位的骨折，骶骨骨折的治疗目标包括最大程度恢复神经和肌肉骨骼功能，将慢性疼痛和畸形的发生率降到最低。由于受骶骨形状和马尾神经最远端位置的限制，骶骨固定在脊柱损伤中面临特有的挑战，保守

治疗率也高于其他类型的脊柱损伤[1]。近年来，随着诊断和内固定技术的进步，骶骨损伤的治疗，可以按照与脊柱损伤相似的治疗原则进行。与其他的骨盆和脊柱损伤类型一样，外科手术治疗的有效性和整体的指导原则还不确定。因此，将骶骨骨折治疗的范例总结如下，包括应用脊柱—骨盆对骶髂关节的处理原理，以及其他形式的稳定骶骨骨折的处理方式等。

▪ 解剖

　　骶骨是全身最大的三角状骨，位于脊柱和骨盆的连接处。另外，它具有独特的解剖特性，连接两块髂骨形成骨盆环后方的中央。如果韧带结构完整，骨盆形成稳定的环状结构，骶骨成为了骨盆的"楔石"，可以将暴力从骨盆穿过骶髂关节传递到腰骶脊柱区，起到维持稳定的作用。在骨盆的出口平面，"楔石"的作用最佳，骶骨相对髂骨能提供轴向的力量将骶骨锁定到骨盆上，以进一步稳定骶髂连接。然而，在骨盆的入口平面，骶骨的形状像"相反的楔石"，骶髂连

接本质上是不稳定的，因此需要韧带结构来维持骶髂关节的稳定性。

骶骨是由5块驼行排列的未分节的椎体组成。由于骶骨上段存在较大的变异（即移行椎或骶骨发育不良），因此术前对于变异结构的辨识非常重要。因为它对内固定的选择及安全置入起到非常重要的影响[2,3]。

第1骶椎椎体包含了密集的松质骨，尤其在临近的上终板。位于第1骶椎上部最前面的骶骨岬，可以准确投射到骨盆入口的后部，并且是放置经皮骶髂螺钉或经骶骨—经髂骨螺钉最前缘的重要影像学标志。骶骨翼位于骶孔的两侧，在第1、2骶椎的水平通过骶髂关节与髂骨相连。由于老年人在骶骨翼处有着更低密度的松质骨[4]，使得此处更易发生不全骨折。

骶骨的后凸表面要比前表面狭窄，骶正中嵴是一条由上部分骶椎的退化棘突形成的隆起连接线。再向外些，骶中间嵴由骶椎的关节突融合形成。重要的是，最下端的1~2个骶椎没有完全形成后方结构，导致骶管后壁缺损，称之为骶管裂孔。骶骨裂孔具有两方面作用：（1）骶管裂孔的扩大能减弱或预防骶骨骨折；（2）意识不到骶管的大小会引起医源性的骶神经根损伤。

腰骶的运动主要通过腰5骶1的椎间盘和两侧对称的关节突。髂腰韧带起于L5横突止于髂嵴，是重要的脊柱–骨盆稳定结构。与髂腰韧带起点一样的骶腰韧带止于骶髂关节的前面和骶骨的前表面。以上联合组织使得腰5骶1关节的稳定性超过上面的腰椎椎体。中轴骨力量的传导通过腰骶关节，由前后骨盆

和骨盆底韧带横向穿过骶髂关节和髂骨翼[5]。前方主要的韧带结构是耻骨联合。后方主要的韧带结构是骶髂前韧带、骶髂骨间韧带、骶髂后韧带。骨盆底由骶结节韧带和骶棘韧带组成。

骶神经根（S2-S4）与自主神经系统一起负责泌尿、内脏及性功能。骶神经根起于脊髓圆锥由骶前孔和骶后孔穿出。骶神经根的损伤可发生于其走行的任一点上，包括脊髓圆锥、骶管、骶孔甚至骨盆内部。腰5神经根由腰椎管在腰5椎弓根的下方、骶骨翼的上表面穿出。当骶骨翼骨折移位或前方骶髂螺钉植入位置不正确时容易导致神经损伤。神经根的损伤更易发生于骶1孔和骶2孔，因为此处的神经根占据的空间要比骶3前孔和骶4前孔大[6]。下位的双侧骶神经根损伤时需要进行修复以避免自主的腹部及膀胱功能障碍和性功能紊乱[7]。

脊柱—骨盆连接方向上的差异，对骶骨骨折稳定固定以及治疗策略的选择都会产生影响。特别注意的是，骨盆的入射角会显著影响脊柱—骨盆连接的剪切力，因此对于特定的骶骨骨折需要特殊类型的内固定器械。如果骨盆的入射角大，则需要选择生物力学性能良好的内固定器械进行固定。

■ 病因和流行病学

高能量损伤导致的骶骨骨折多发于青壮年，而低能量损伤所致的不全骨折多发生于老年人或骨质疏松症患者。过去的10年时间，骶骨骨折的发生率是以往的3倍，从2002年0.69/10万人增至2011年2.09/10万人[9]。高能量损伤占

大多数，包括机动车祸伤（57%），撞伤（18%），摩托车祸伤（9%），高处坠落伤（9%）[6]。

对于多发伤患者首先行全身 CT 扫描，可以快速诊断是否合并有神经损伤，文献报道对于不合并神经损伤的骶骨骨折的诊断，近一半患者会延误治疗[6]。原因包括损伤分散，在骨盆前后位平片上难以鉴别骨折，缺少明显的下肢神经损伤的体征，以及对于多发伤患者缺少直肠和泌尿系损伤评估标准。

大多数的骶骨骨折伴有骨盆骨折，这影响了两者的最初处理及最终的治疗。单独的骶骨骨折而没有骨盆环的骨折并不常见，在全部高能量损伤所致的骶骨骨折中仅占 5%~10%，大多数是低于骶髂关节的下位横断骨折，一般由直接损伤导致[10]。

骶骨的不全骨折包括自发骨折或者如跌倒等低能量损伤所致[11]，在有并发症的患者群中比较多发，如骨质疏松，先前接受过放疗，或服用过慢性的激素类药物治疗[11, 12]。

虽然以往有关骶骨骨折的病例报道较多[13]，但是不全骨折的发生率并不确定，这是因为即使发生骨折也可能会被漏诊，但总体上骨质疏松患者骨盆骨折的发生率在逐年增加。

■ 处理原则

临床评估

高能量损伤导致的骶骨骨折通常合并有其他脏器的损伤，包括危及生命的颅内损伤、胸腹部损伤。治疗的首要任务是紧急复苏。高级创伤生命支持（ATLS）原则中要求当发生危及生命的心肺损伤时，首先要恢复血流动力学的稳定，其次再处理没有危及生命的损伤[14]。

标准的脊柱损伤的预防措施应该是保持患者在一个水平面，需要从一侧移动到另一侧时采用"滚木头"方法，预防脊柱骨折的移位。物理检查需要视诊和触诊后方的脊柱全长，包括骶骨。骶骨骨折部位的皮肤颜色通常会发生改变或出现裂伤，有明显的阶梯感，捻发音，局部皮肤变软和血肿。髋臼骨折可见明显的软组织肿胀瘀青和内部撕脱，类似于 Morel-Lavallee 损伤时，预示要进行后续的治疗。无论有无影像学检查，髂骨的前后和侧方挤压都有助于骶骨骨折的鉴别。开放的骶骨骨折可以导致直肠和阴道的贯穿伤，指诊、内窥器和直肠镜检查有助于发现这种损伤。

如果骶骨骨折合并骨盆环的损伤，伴有血流动力学不稳定首先需要大量补液，其次处理血管的损伤[15]。下腹部动脉系统的损伤可能需要行血管栓塞或者骨盆带绑扎以控制动脉出血[15]。临时稳定骨盆环的方法：应用骨盆复位钳，环形的骨盆抗休克单[2]，或者对开书样骨盆损伤使用前方外固定架，包括对垂直剪切骨折移位使用骨牵引，这对减少骨盆容积和临时稳定骨盆非常重要。

因为对骶骨骨折的早期皮肤损伤程度和神经状态的判断至关重要，查体时必须行直肠指检，包括肛周感觉的评估，肛周括约肌和自主排便的控制。球海绵体反射对评估骶神经根损伤有特殊的帮助。不伴有脊髓损伤的无球海绵体反射提示骶神经根损伤。

肢体的运动功能按照美国脊柱损伤协会（ASIA）的标准分成5个等级：0–5级，同时也包含感觉水平的评估。骶骨骨折除了直肠检查，也可以通过运动检查来评估神经损伤的平面，只限于L5S1水平。由Gobbons等描述的分类对于骶神经根功能的分级和监测非常有用。

放射学评估

所有高能量导致的损伤都需排除骨盆环的骨折。过去的10年，创伤中心对骨盆骨折常规采用腹部CT进行诊断和检查，因为它既可以发现骨盆环骨折也可以发现内脏或血管的损伤。如果骨盆和骶骨发生骨折，虽然入口位和出口位的平片依然有重要的作用，但通过多维的骨盆和骶骨重建可以发现更多的细节。对不同的放射诊断技术介绍如下。

X线平片

前后位的X线平片容易漏诊骶骨骨折，因为它实际上是骨盆的倾斜投射造成的，矢状位骨盆的倾斜和髂骨翼的重叠使得观察骶骨骨折较为困难。骶骨的先天畸形和骨质疏松使得解剖标志模糊，增加了识别骨折的难度。因此附加的影像学投射可提供更重要的参考信息。

入口位片可评估骨盆的边缘、耻骨支、骶髂关节、骶骨翼及骶骨体。在横断面（轴位或前后位）平片上可看到半骨盆移位图像（图13.1a~b）。出口位视角与入口位视角成直角，代表了真实的骶骨前后位像，并平行于腰5骶1椎间盘。可清楚看到骶1和骶2椎体及骶孔。这个角度可评估对称的骶髂关节和耻骨联合，以及半骨盆的垂直移位（图13.1c–d）。

计算机断层扫描（CT）

CT扫描是评估骨盆和骶骨骨折的金标准，对高能量损伤或怀疑骨盆后方有损伤的患者必须行CT检查[17]。对伴有内脏损伤的患者常规行腹部—骨盆CT扫描能发现漏诊的骶骨骨折。在最初的图像上发现骶骨骨折后，需对骶骨进行专门的CT扫描，采用薄层（2 mm或更小）轴向、矢状和冠状位重建，以提供更多的细节来判断骨折的形状、骨折不稳定的原因及骶管和神经孔损伤的程度[18]。

核磁共振（MRI）

核磁共振（MRI）通常对于高能量损伤无显著帮助，除非患者有不明确的神经损伤，或骨骼的损伤和神经损伤平面存在不一致时。MRI能早期诊断出腰骶神经根的撕裂伤，这对外科手术的治疗时机有重要影响[19]。对骶骨压缩性骨折的诊断，MRI被认为是最敏感的影像学检查，特别在T2加权短翻转恢复成像（STIR）序列上[20]。

骶骨损伤的分类

目前基于骨盆和脊柱—骨盆不稳定的骨折分类系统被简化，在腰骶连接处，伴随脊柱—骨盆不稳定的骶骨骨折—脱位或骨折，通常大部分还是按照原来的骶骨和骨盆环骨折的分类标准进行分类。

在骨科和创伤外科，AO/骨科创伤协会骨盆骨折分类是最常用的分类，依据水平和垂直方向骨盆环的稳定性进行分类，描述垂直的骶骨骨折，如61–C1.3，–C2.3，–C3.2和–C3.3型骨折。Denis骶骨骨折（图13.2）分类涉及解剖因素和神经损伤风险，并与损伤的严重

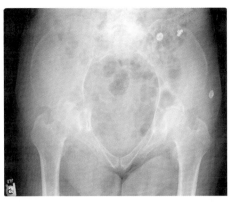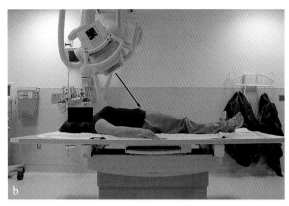

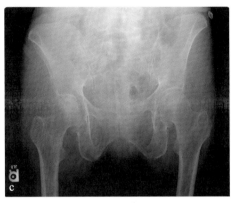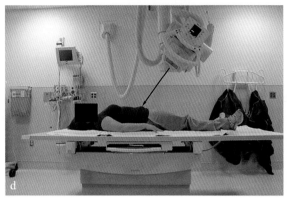

图 13.1　a.骨盆入口位片，用来识别骨盆环在横断（轴位）位的移位，由 X 线球管向尾端成角获得。b. 40°水平方向成角。c.骨盆出口位片，用来识别骨盆环在冠状位的移位，由 X 线球管向头端成角获得。d. 60°水平方向成角

程度和预后相联系。分类包括骶骨翼的骨折（Ⅰ区，主要为腰 5 神经根损伤，发生率为 5.9%）、经骶孔的骨折（Ⅱ区，腰 5 骶 1 神经根损伤的发生率 28.4%）和中心骨折，包括任何延伸到椎管的骨折（Ⅲ区，大部分的骶丛和马尾神经的损伤发生率达 56.7%）。然而，腰 5 神经根可能被钳夹在腰 5 横突和移位的骶骨翼之间，导致"最先发生的外伤性综合征"。但是 Denis 提出的骨折分类没有涉及脊柱—骨盆的稳定性。Isler[22] 认为垂直的骨折可延伸到头端（图 13.3）影响到脊柱—骨盆的稳定性，分型 1：骶 1 上关节突的外侧；分型 2：穿过骶 1 上关节突；

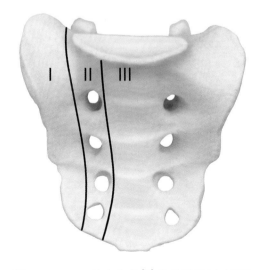

图 13.2　Denis 及合作者[6] 按骨折线相对骶孔的位置对骶骨骨折进行分类，靠近中线的骨折发生神经损伤危险较高且预后较差

分型 3：平分骶 1 上关节突。2 型和 3 型
的骨折涉及或延伸到腰 5 骶 1 上关节突，
导致脊柱—骨盆的不稳定。

U 型或 H 型腰骶连接处的骨折—脱
位及其变异分型被认为是 Denis Ⅲ 区损
伤，属于 AO/OTA61–C3.3 型骨盆骨折。

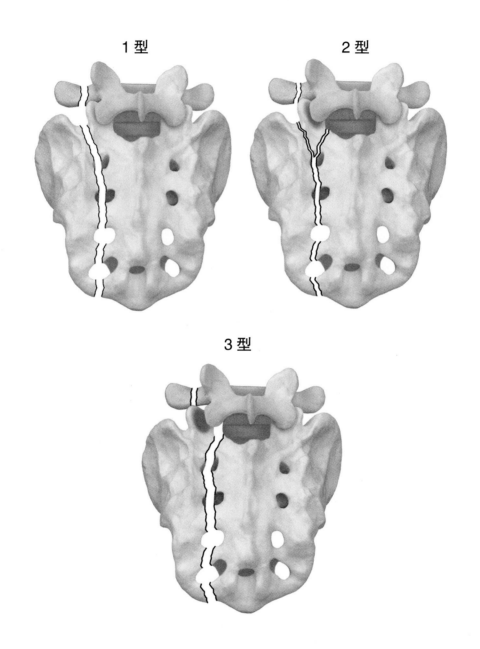

图 13.3　Isler 按照骨折块相对腰 5 骶 1 关节突的位置分型骶骨骨折，骨折线延伸至腰 5 骶 1 关节突中
线或内侧（2 型和 3 型）导致脊柱—骨盆不稳定（1 型：骨折线位于 L5-S1 关节突外侧；2 型：骨折
线穿过 L5-S1 关节突；3 型：骨折线位于 L5-S1 关节突内侧）

但是这两种分型都不能对损伤的机制或移位以及不稳定原因进行深入分析。Roy-Camille 等[23]对腰骶骨折—脱位 Denis Ⅲ区损伤进行细分，按照损伤的严重程度和可能存在的神经损伤将横断骨折移位和成角移位分成 3 种类型。1 型损伤为骶骨屈曲畸形而无水平移位，是由于脊柱弯曲时轴向压力所致的损伤；2 型损伤为上骶椎的屈曲向后移位，由于脊柱弯曲时轴向压力所致的损伤；3 型损伤为上骶椎完全向前方的移位，是特有的脊柱后伸时轴向压力所导致的损伤。后来，Strange-Vognsen 和 Lebech[24]增加了第 4 型损伤，是上骶椎被施加了轴向压力导致骶 1 椎体粉碎性骨折（图 13.4）。所有这些损伤都是由施加在腰骶连接的间接力量所致。然而，该分类系统无法鉴别骶骨骨折的位置。从生物力学和神经功能来定义高位（骶 2 椎体及以上）或低位（骶 3 椎体及以下）的横断骶骨骨折对于指导治疗和判断预后具有重要意义[25, 26]。

Denis Ⅲ区的骶骨骨折形式非常多样，并不是简单的垂直或横断骨折，骶骨横断骨折同时可能伴有垂直的损伤[25]。而 U 型骨折通常由骶 2 水平或以上的横断骨折和经双侧的骶孔骨折向头侧延伸到腰骶连接处形成，骨折方向的轻微改变会导致出现骶骨骨折的 H、Y、λ 分型，与 U 型骶骨骨折相似都属于不稳定型骨折。骶骨的横向和纵向的联合骨折会导致中轴骨和附属骨分离，称为腰椎—骨盆或

1 型　　2 型　　3 型　　4 型

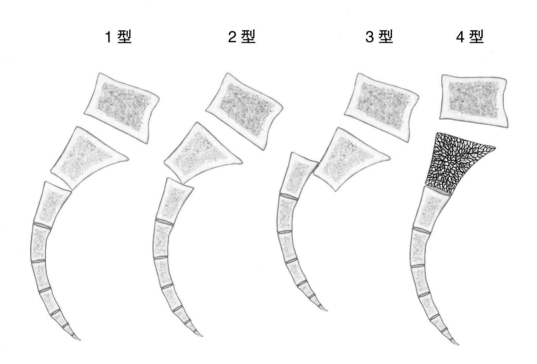

图 13.4　Roy-Camille 分型[23]，由 Strange-Vognsen 和 Lebech[24]，Denis[6] Ⅲ区骨折按照矢状位成角和移位进行分类（1 型：后凸无移位；2 型：向后脱位；3 型：向前脱位；4 型：上骶椎粉碎性骨折）

脊柱—骨盆的分离[25]。这种损伤可能导致严重的不稳定和马尾神经综合征[26]。

依据 Denis 分类可推测出腰骶骨折的高度和神经损害的等级[6]，但是上述的分类系统没有理论学依据。因为 ASIA 脊柱损伤分级系统适合于评估肢体的感觉运动功能，而不适合评估骶神经根损伤的严重程度。Gibbons 等[16]建议骶神经根的损伤分级系统应基于运动、感觉和腹部 / 膀胱的功能。他们将患者是否有以下症状进行分类：（1）无损伤；（2）仅有下肢感觉异常；（3）下肢运动功能丧失无腹部和膀胱功能障碍；（4）腹部和（或）膀胱的功能障碍。虽然这个分类系统简单易用，但是无法反映腹部或膀胱功能紊乱的完整信息或严重程度，并且没有提及性功能的损伤症状。

近年来，由 AO 组织总结的骶骨骨折分类，主要基于骨折不稳定的程度和类型。特别是骶骨在骨盆后方和脊柱—骨盆稳定性所起的作用（图 13.5）。A 型骨折的特征是无骨盆后方和脊柱—骨盆的不稳定，骨折的范围从轻微的损伤到低于骶 1 关节的严重移位横断骨折，此处可能会发生严重的骶神经根损伤。B 型为垂直骨折，存在骨盆后方不稳定，通常没有脊柱—骨盆的不稳定。C 型骨折是存在骨盆后方和脊柱—骨盆的不稳定，包括垂直骨折、包含腰 5 骶 1 关节突在内的 Isler 2 型和 3 型骨折、复杂的 U 型骨折和双侧垂直骨折。A 型和 B 型骨折可以分成 3 个亚型，C 型骨折分成 4 个亚型，基于神经障碍和不稳定的严重程度来进行分类。理论上，这种骨折分类联合神经损伤分级可以提供一个更明确的治疗指南。

■ 治疗

外科治疗原则

骶骨骨折的外科治疗原则是由多因素决定的，主要是基于一些不确定的因素，如存在可能出现的不可接受的畸形或神经损伤。因为骶骨骨折的类型较多，而且患者的个体差异性较大，目前的医疗机构都只能看到少量的如脊柱—骨盆脱位的骶骨骨折，基于特定的分类所制订的治疗方法目前还不明确。骶骨骨折手术固定的主要原因是：（1）可以避免危重病人长期卧床；（2）可进行神经减压；（3）纠正或预防影响姿势的移位以及预先处理慢性疼痛或神经压迫。

神经损伤

尽管目前认为伴有神经损伤的骶骨骨折是手术治疗的指征，但术后神经能否得到改善还不得而知。而且有关神经损伤治疗的报道较少，患者分类和神经损伤的评估没有统一标准[28]。少量研究报道了采用神经根减压联合骶骨横断骨折的畸形矫形能提高神经的功能[1, 23, 25]，但严格的对照研究没有得出上诉结果。此外，手术前能否确定恢复是比较困难的，因为影响恢复的因素很多而且多不确定。例如相似的神经损害也可发生在神经失用症上，而后者多采用内科治疗的方法，而根性的神经损伤很明显有着不良的预后。尽管如此，当面对高分型的骶骨骨折伴有神经损伤时，我们往往会坚持与其他部位脊柱损伤相似的治疗原则，推荐手术减压（直接和间接的骨折复位）和稳定固定。

A 型：骶尾骨折
- 低于 S1
- 骨盆后方或脊柱骨盆的稳定性完整

A1 型
- 骶骨轻微骨折，例如撕脱骨折

A2 型
- 无移位的横断骨折

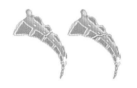

A3 型
- 移位的横断骨折

B 型：骨盆后方骨折
- 单侧的骶骨垂直骨折
- 通常导致骨盆后方骨折，没有脊柱—骨盆的不稳定

B1 型

- 垂直骨折涉及骶管
- B 型骨折中神经受损的风险最小

B2 型

- 骶骨翼骨折

B3 型

- 经骶孔的骨折
- B 型骨折中神经受损的风险最大

图 13.5　AO 脊柱组织按照骶骨骨折对骨盆后方和脊柱—骨盆不稳定的影响进行分类

排列不齐

大多数 Denis Ⅲ区骶骨骨折多存在后凸畸形，也可能伴有垂直移位或旋转移位。存在较大成角和垂直移位预示着不稳定。横断骨折的严重成角增加了骨盆的投射角和潜在的矢状面排列不齐，使相应水平的骶孔和椎管内的神经受压，严重的后凸畸形还会牵拉神经根，可能导致上方的软组织隆起和皮肤裂开。重建矢状位的平衡虽然已经在腰骶椎退行性变的治疗中取得良好的效果，但是还没有广泛的研究证实骨折后能被接受和忍受的骶骨畸形的程度，这是因为患者类型不同和影响因素较多。由于马尾神经在骶骨所处的位置，对于骨折移位所致的矢状位排列不齐发生特定角度的畸形所导致的马尾神经受损，可以通过手术缩小后凸畸形来提高临床疗效。Hart 等[29]报道适当恢复骶骨矢状位序列，能预防性的代偿腰椎过度前凸，可以减轻疼痛，同时腰椎能获得一个更好的生理序列，并建议将骨盆投射角作为恢复适当的腰椎—骨盆序列的术中指标。

不稳定

骶骨骨折固定的第 3 个指导原则是存在不稳定，像上面所讨论的那样，需

C 型：脊柱—骨盆骨折
- 骶骨垂直骨折合并 L5–S1 不稳定（Isler2 型和 3 型），U 型骨折和双侧骶骨垂直骨折
- 导致脊柱—骨盆的不稳定和（或）骨盆后方不稳定

C0 型
- 无移位（不完全）骶骨 U 型骨折

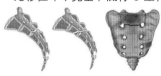

C1 型
- 骨折线延伸至 SI 上关节突的内侧或穿过，引起脊柱—骨盆不稳定

C2 型
- 双侧骶骨垂直骨折 C3 型

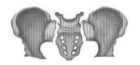

C3 型
- 移位的 U 型骶骨骨折

图 13.5（续）

要鉴别出不需手术固定而能维持序列稳定（推测可接受）的骨折畸形。骨折类型的详细检查是必要的决定因素，骶骨骨折是否合并脊柱、骨盆环后方、承重轴脊柱—骨盆的不稳定。单侧的经骶孔或骶翼的垂直骨折允许承重力从另一侧通过，从而维持对侧的承重轴的连续性。双侧的骨折移位、U 型和 H 型骨折使脊柱从骨盆环分离，导致承重轴完全破坏[23]。脊柱—骨盆分离的患者中，重量可以通过任一侧的下肢传导，甚至在坐位都有可能引起骨折移位。相反地，骶髂关节以下的横断骨折不会涉及承重轴。

保守治疗

目前骶骨骨折应该手术还是保守治疗的指南还不明确。单侧的稳定、包含在骨盆后方垂直方向的骶骨骨折是研究的热点，主要包括移位的程度，合并有前方骨盆环损伤的类型和等级，X 线检查诊断的移位骨块数量，存在髂腰韧带或者其锚定点（如腰 5 椎体横突）的损伤，存在的神经损伤等方面。无神经损害的最小移位骨折和稳定的损伤类型可采用脚尖触碰的力量牵引最少 6 周治疗，临床密切观察并进行影像学监测移位的情况。更大程度移位（如 >1 cm）的高能量骶骨骨折，通过骨盆手法检查或被认为复杂的伴有脊柱—骨盆不稳定的骶骨骨折不适宜于保守治疗。少见的高能量损伤所致的脊柱—骨盆不稳定的真正无移位的骨折可以考虑保守治疗，包括卧床休息和股骨头牵引（单侧或双侧），6~8 周后非负重条件下锻炼，随后在髋—胸腰骶矫形支具（HTLSO）的保护下逐渐下床活动，该支具可使传递到骶骨的力量达到最小[30]。

闭合治疗移位的高能量骶骨骨折必须警惕潜在的并发症。多发伤患者身上发生的肺部疾病和血栓栓塞事件与长期卧床不能运动有关。另外可能的并发症包括：压疮性溃疡、不全神经障碍、可能的迟发性不稳定和迟发的神经损害[31]，有时需要骨盆切开和重建手术来治疗这类并发症，而不应该只考虑进行骨折重建。

涉及双侧的不全骨折通常采用卧床休息和逐渐负重的保守治疗，但是当合并难治性疼痛或者有骨折不愈合时需进行手术固定。

手术治疗

外科手术治疗需要根据患者的症状和骨折的类型来决定。概括地说，治疗目标是：（1）对神经损害的患者行神经减压；（2）恢复骨盆和脊柱—骨盆的序列；（3）可靠的骨折固定提供骨折愈合的最佳条件，以预防迟发性畸形的发生。外科手术大多在多发伤患者的生理状态已获得良好的恢复时进行。急症手术的患者主要考虑以下因素：（1）开放性骨折，可伴有外部软组织损伤，也可伴有消化或生殖系统的损伤；（2）移位的骨折块引起的背部软组织损伤；（3）进行性加重的神经损伤。文献报道由椎间盘突出或椎管狭窄所导致的马尾综合征需紧急手术的情况不适用于由骶骨骨折所引起的相似的情况。然而，如果患者的生理状态允许，下列情况也适合行早期手术：存在神经损伤，开放性骨折，伴有外部组织损伤或内部消化系统或生殖系统损伤，骶骨的后凸畸形压迫皮肤导致皮肤坏死。

骶骨骨折固定原则

固定的类型主要依据是由骨盆后方不稳定所引起的直接的单侧垂直骨折，还是由脊柱—骨盆后方不稳定所引起的复杂的多维骶骨骨折决定。大多数垂直的骶骨骨折可以采用闭合复位和经皮固定，然而，对合并有神经损伤的脊柱—骨盆分离损伤，从生物力学要求来讲，

通常需要进行切开神经减压和坚强内固定。

垂直型的骶骨骨折最常用的治疗方式包括经皮骶髂螺钉和经皮经髂—经骶螺钉固定，两者间的差别不属于本节讨论范围。虽然经皮螺钉固定的强度差于其他结构，但是由于术后承重受到限制，经皮螺钉技术在维持可接受的骨盆序列时通常是有效的。这种在生理上和对软组织破坏少的优点较生物力学固定的弱势更有利于患者的康复。

脊柱—骨盆不稳定的损伤通常很少采用有限固定，因为损伤更不稳定，存在复杂的多方向不稳定，基本的不稳定模式是屈曲、前方移位和短缩[23]。骨盆骨折中半骨盆的稳定侧可以传导术后重量，不稳定侧可采用传统的经皮骶髂固定技术。当骶骨垂直骨折引起骨盆后方不稳时，完全和双侧或不完全伴有横断骨折时存在脊柱—骨盆不稳定。这种情况下脊柱在功能上从双侧半骨盆分离。先前描述的形成畸形的屈曲力量的旋转中心位于骶1、2椎体的前方。更多分离垂直剪切力类型导致的不稳定骨折也是存在的。因此，手术治疗这类损伤，需要中和这些直接导致畸形的力量，获得稳定的固定从而允许患者早期下地完全负重活动。

从生物力学机制来讲，穿过不稳定的脊柱—骨盆连接的高屈曲力量正好可以被来自垂直方向的脊柱—骨盆固定结构所抵消，脊柱—骨盆的固定结构可以将腰骶脊柱的骨折块固定到从脊柱上分离的骨盆上（图13.6）。术中通常使用钉棒固定来完成，头端骨折块的固定延

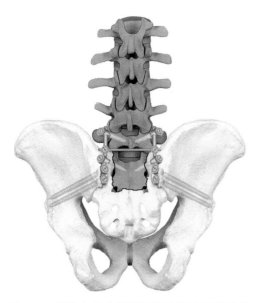

图 13.6　脊柱和骨盆的阴影部分描述了骶骨骨折的两个主要骨折块，伴有脊柱—骨盆不稳定（骶骨 U 型骨折）。脊柱和上位骶骨的中央骨块与骨盆和骶骨的周围骨块分离

伸到腰 5 椎弓根甚至可至腰 4 椎弓根，远端用长螺钉固定到髂骨，长螺钉插入到后上方髂—脊柱（PSIS）或后下方髂—脊柱（PIIS）和前下方髂—脊柱（AIIS）之间的骨质内。可以将腰椎的重量和力量传递至骨盆环，进而避免骶骨骨折块的负重[25]。当这些长髂骨螺钉延伸至骶 1、2 椎体前皮质骨盆旋转中心的前方时，能有效地抵消导致屈曲畸形的力量。更长的骶骨螺钉进一步提升了固定的稳定性，通过研发髂骨内外板间狭窄区域的螺钉，来增加螺钉的固定[32]。因为仅仅在腰 5 椎弓根和骶骨之间进行两点固定还可能会出现骨折移位，可通过以下的措施来增加横断面的稳定性：（1）骶髂或经骶髂—经骶骨螺钉固定；（2）双侧交叉的长棒固定；（3）延长椎弓根螺钉固定到腰 4 椎体[25, 33, 34]。

先前讨论过横断类型的骶髂骨折稳定技术，选择应用固定单侧的骶骨垂直骨折来固定脊柱—骨盆不稳定的复杂骶骨骨折可能有效[35, 36]，但是该技术往往有几个生物力学上的缺点。经皮骶髂或经骶髂—经骶骨螺钉固定对不伴有神经损伤的轻度骨折移位的脊柱—骨盆分离损伤似乎是有效的[35]，同时存在软组织损伤时可以避免广泛的切开。单独使用骶髂螺钉固定不推荐用于严重移位的脊柱—骨盆分离损伤，如：（1）骨折不能通过闭合手法复位来完成；（2）神经损伤需要进一步修复；（3）骶骨粉碎性骨折。然而，随着经髂骨—经骶骨螺钉的广泛使用使得经皮技术在相对不常见的骨折治疗中更易接受，如高度粉碎但移位较小的骶骨 U 型骨折可进行螺钉固定。移位较小的 U 型骶骨骨折伴有骨盆环前方损伤的患者采用前后联合入路经皮固定不仅对软组织损伤较少而且可以达到稳定固定。

通常不推荐骶骨翼的直接接骨板固定技术，因为它需要广泛的剥离，不符合生物力学机制。虽然垂直方向放置的骶孔旁侧接骨板理论上可允许承重力穿过横断骨折，但不适合于其他方向的骨折。虽然横向的经皮骶髂螺钉固定能提高稳定性，但是无法将骶骨骨松质骨块稳定固定到主骨折块，因为骨质疏松并且骨折较为粉碎。无论是高度粉碎性骨折，还是合并骨质疏松的不全骨折，骶骨翼接骨板技术通常是抵消较大力量穿过脊柱—骨盆连接的次优选择。相似的，应用横向接骨板技术穿过髂骨—脊柱后上方的双侧表面能为穿过后方骨盆环提供主要的水平压力，因此无法抵消穿过有脊柱—骨盆分离患者的屈曲和短缩的力量。虽然双侧的骶髂螺钉或经骶—经骶螺钉技术也能提供水平压力穿过后方的骨盆环，但是与后方的骨盆接骨板紧靠骨折移位的支点不同，直接对两个主要骨折块进行固定。然而，它们仍然是抵消穿过不稳定的脊柱—骨盆连接的屈曲和短缩力量的次优选择（图 13.7），对于较低等级损伤的治疗，这种技术符合生理功能并且对软组织损伤小因而是基本的固定方式[35]。

神经减压

最常见的是腰骶丛神经的损伤，多见于骶骨骨折，在骶髂分离和严重的骶骨骨折（Denis III 区）的发生率高达 60%[6, 16, 37]。可通过直接或间接的方式对神经进行减压。骨折复位和恢复排列序列可以对椎管和神经孔内的骶神经根进行间接减压[5]。直接减压需要移除压迫的骨折块从而确保对神经进行广泛的减压。

单侧骶骨骨折的骶孔减压可通过经典的旁中央骨折切开复位技术来实现。如果术中需要行单侧脊柱—骨盆固定也能通过此入路进行显露。单侧骶骨损伤的外科减压通常需要通过直接的后正中入路来实现，虽然双侧的旁中央入路可以对不需要椎板切除的神经损伤行骶孔减压。无论何种情况，术中可向侧方延伸来鉴别骨折的纵向因素来评估半骨盆的移位情况。对严重的骶骨骨折和椎管损伤，可行骶骨椎板切除，沿骶神经穿出腹侧骶孔路径从骶 1 椎体到骶 4 椎体显露神经根。椎板切除起于骶骨终板的头侧，此处椎管较大，直至尾端至横向

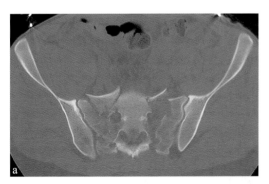

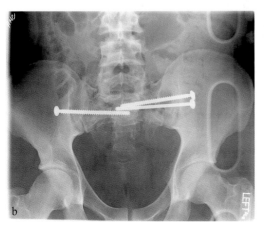

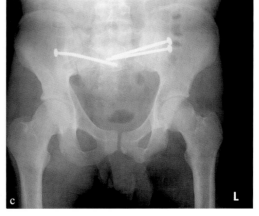

图 13.7 （a）高速摩托车祸伤，双侧经骶孔粉碎性骶骨骨折，脊柱—骨盆分离。（b）行双侧骶髂螺钉固定术后前后位骨盆片，显示可接受的骨盆和脊柱—骨盆序列的恢复。（c）病人负重活动后，复查前后位骨盆平片显示螺钉变弯，在脊柱—骨盆连接处出现骨折短缩

的骨折线或后凸畸形处，术中可使用高速磨钻辅助技术。神经根显露后，如果硬膜囊撕裂则需要及时进行修补。用咬骨钳向侧方延伸减压以识别腹侧神经根的起源、椎弓根中线和超越中线处，以确保神经根在穿过腹侧骶孔不受阻碍，神经根的出口周围需用咬骨钳移除骶孔的骨折块或者扩宽骶孔。骨折复位后应重新评估骶孔的减压情况，因为骶孔切开骨折复位后可能还会对神经根产生压迫。对于腰 5 神经根受压的患者，可将神经根侧方牵拉至骶骨翼的肩部移除压迫的骨折块完成神经减压。

骨折复位

单侧骶骨骨折

单侧的垂直骶骨骨折最常用的治疗方法是患者仰卧位行股骨远端牵引闭合复位，经皮骶髂螺钉或经髂—经骶螺钉固定。明显移位的骨折不能采用闭合复位的方式，如果骶孔受压需行切开减压和开放复位。通常采用旁正中入路显露远端至骶骨棘突，复位钳可以对中央—侧方骨折块进行加压。沿着髂骨侧做一个小切口以放置钳子的尖端。显露骨折后清除骨折间的软组织和骶孔的碎骨块。沿可识别的两侧骨折线进行复位。但是对于粉碎性骨折的复位则具有一定的挑战性，可以通过触摸或直接观察坐骨切迹以评估骨折复位合适的长度。一旦长度确立，将复位钳放置在骶骨棘突和髂骨之间，重新复位骨折块。然后再采用经皮经髂—经骶骶髂螺钉固定，如果有必要可行神经减压。

脊柱—骨盆分离

如果骶骨骨折发生移位或成角则会导致神经受压，单独行直接的骶骨减压是次优选择。直接骶骨减压联合间接减压纠正畸形通常可以获得良好的效果。通过骨折复位将短缩的脊柱—骨盆连接恢复到合适的长度对于脊柱外科医生来说是一项挑战，术中采用双侧股骨牵引或者一侧股骨牵引联合放置在腰 5 椎弓根和同侧的髂骨上的斯氏针来进行复位（图 13.8）。

骨膜剥离子撬起压缩的骨折块有助于复位骨折。当长度得到恢复，牵开上位神经根后，用长棒推杆抵在骶骨成角的凸点施压，复位后凸畸形。斯氏针也可以插入到上位骶骨体内，当作一个控制杆以复位成角、矢状位畸形（图 13.9）。也可用上述方式对双侧的垂直骶骨骨折进行复位。这种典型的复位技术可用 Roy-Camille 2 型（图 13.9）和 3 型（图 13.10）骨折的复位来阐明。对于骶骨畸形复位不满意或复位后不能维持，应移除凸点处的骨块对骶管内的骶神经根进行减压，否则骶神经根会在前方的骶管内打褶。手术固定是维持理想的骨折位置和间接的神经减压。

固定技术

骶骨骨折大概有 3 类固定技术：（1）直接的骶骨切开复位固定术；（2）后方骨盆环固定术；（3）脊柱—骨盆固定术。适当的固定类型由骨折的类型和位置所决定。应用多种骶骨骨折固定方式以使骨折获得稳定固定。

决定手术方式时通常遇到以下 3 种情况：（1）低于骶髂关节的低位横断骨折，没有合并后方骨盆环或脊柱—骨盆的不稳定；（2）垂直骨折合并单侧骨盆

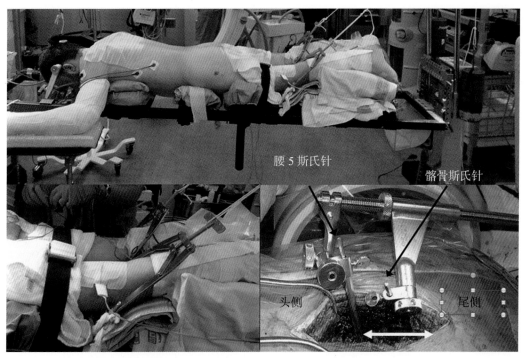

腰 5 斯氏针

髂骨斯氏针

头侧　尾侧

图 13.8　治疗骶骨骨折面临最大的挑战是恢复骨折的长度，以下技术可以用来恢复脊柱—骨盆连接处骨折的长度，包括单侧或双侧股骨牵引和拉伸铆定在椎弓根和髂骨上的股骨牵引器

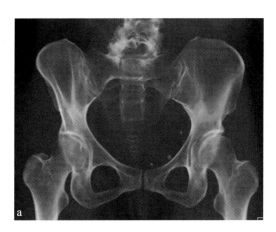

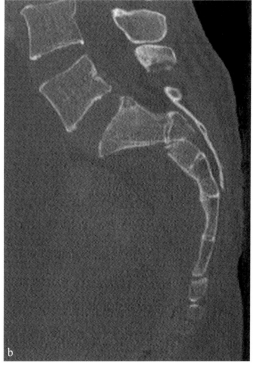

图 13.9　复位和固定 Denis Ⅲ 区和 Roy-Camile 2 型骶骨骨折。a. 患者从 3 米高处坠落，严重移位的骶骨骨折伴神经功能障碍，马尾综合征，骨盆前后位片未发现骨盆环畸形。b. 矢状位 CT 显示 Roy-Camile 2 型骶骨骨折后凸，后脱位和椎管内占位。注意由于骶神经根受损导致膀胱扩张

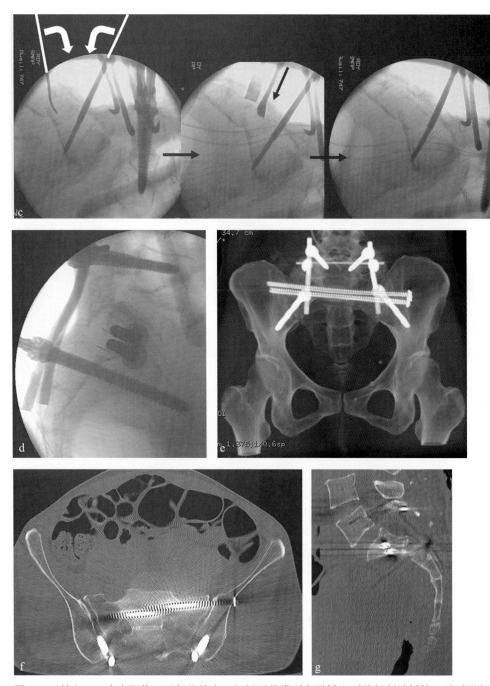

图 13.9（续）　c. 术中影像显示复位技术，包括用骨膜剥离子插入到骨折断端撬拨、移动骨折块和在上位骶骨骨折块插入斯氏针来操纵骨折块。d. 术中达到可接受的位置，经髂—经骶螺钉临时固定，然后给予脊柱骨盆固定。术后（e）骨盆重建后前后位片（f）轴位（g）骶骨矢状位图像显示恢复了可接受的序列并进行骶骨椎管减压。患者重新恢复骶神经根功能

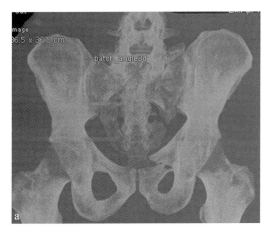

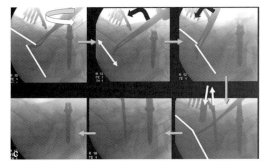

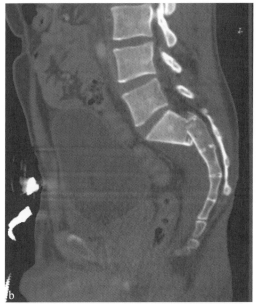

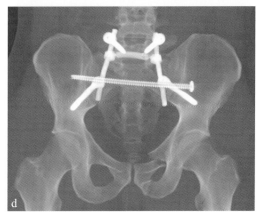

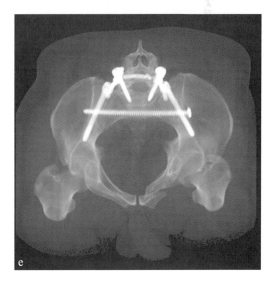

图 13.10　复位和固定 Denis Ⅲ 区和 Roy-Camile 3 型骶骨骨折，（a）前后位骨盆 CT 重建和（b）骶骨矢状位 CT 图像显示 Denis Ⅲ 区和 Roy-Camile3 型骶骨骨折伴有骨盆环损伤，合并由骶神经根功能紊乱导致的膀胱过度膨胀。c. 描述了骨折复位的过程，骨折断端间插入骨膜剥离子撬拨，随后在上位骶骨骨折块插入斯氏针来操纵骨折块和用长棒推杆对下位骶骨块的后方直接加压。一旦骨折得到复位，先给予经髂—经骶螺钉暂时固定，再给予脊柱—骨盆固定。术后显示（d）前后位（e）入口位重建

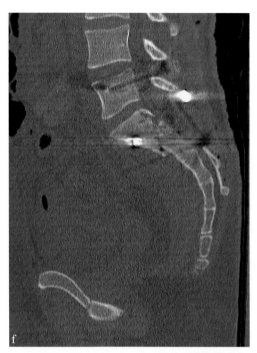

图 13.10（续）　（f）术后矢状位 CT 图像显示骶骨矢状位序列恢复和椎管减压。患者重新恢复骶神经根功能

不稳定（和未受损的脊柱—骨盆连接），（3）复杂的骶骨骨折合并脊柱—骨盆和后方骨盆的不稳定（例如 U 型骨折或双侧的骶骨垂直骨折）。这三种骨折分别代表着由 AO 提出的新的脊柱—骨盆骨折分类的 3 种骨折类型：A、B、C 型（图 13.5）。

AO 脊柱—骨盆损伤分型 A 型：骶骨骨折，后方骨盆环或脊柱—骨盆稳定

　　骶骨骨折不伴有骨盆损伤的横断或斜行骨折可选择的固定方式较少，如双侧接骨板固定在骶骨翼的背侧面[23]。接骨板垂直放置于骶孔的侧方。理论上，垂直放置的接骨板是最优选择，能使承重力穿过横断的骨折。虽然不推荐用来稳定脊柱—骨盆的分离损伤，但是骶髂关节以下的横断骶骨骨折可以直接使用

接骨板固定，因为需要抵消的力量相对较小，这种特定的脊柱—骨盆不稳定并不适用。如果需要维持较低位骶骨骨折的序列，同时需要稳定相邻的脊柱—骨盆分离损伤，可以联合脊柱—骨盆固定技术。这个区域的骨折治疗方式主要避免由于突出和骨不愈合所致的疼痛，偶尔适用于较大骨折移位所致的骶神经根损伤[38]。

AO 脊柱—骨盆损伤分型 B 型：骶骨骨折伴有后方骨盆环损伤但脊柱—骨盆不稳定

　　移位的单侧骶骨骨折通常需要稳定后方。骨盆棒、张力带接骨板、骶髂螺钉和最近常用的经髂—经骶螺钉是稳定后方骨盆环的常用方法[39-41]。生物力学研究发现以上方法对于后方稳定骨盆环没有差异[42]。然而，以上这些稳定骨盆环后方的方式与承重轴垂直，所以无法提供合适的即刻承重稳定[40, 42, 43]。骨内放置骶髂螺钉可能使后方软组织损伤减到最小，同时比后方放置的接骨板提供更稳定的生物力学支持。经皮骶髂螺钉稳定技术的有效性和低的并发症发生率使其广泛应用到骨盆环后方的固定。全螺纹螺钉可以对垂直的Ⅱ区和Ⅲ区骨折进行固定，从而避免神经受压而出现并发症。

　　术前计划需评估骶骨的形态和螺钉安全植入的可行性。因为发育不良的骶骨存在变异，骶 1 椎体的宽度也存在较大变异，对于发育不良的骨盆我们推荐将骶髂螺钉固定到骶 2 椎体上，因为其直径不受发育不良的影响[44]。

　　骶髂螺钉的放置可在透视引导下植入，患者可仰卧位或俯卧位于可透视的手术台上[45]。仰卧位时，射线"球管"

放置在腰骶脊柱的下方。初始的校准刻度对一个有经验的放射技师来说非常重要，因为它决定了骶骨出口位和入口位的图像。出口位的图像被用来评估螺钉在骶1椎体内从头至尾的位置以保证螺钉可以安全通过椎间孔。骨盆出口位图像与骶1椎体的上终板成一直线，这是因为X射线与腰5骶1间隙平行（图13.11a）。骨盆入口位图像用来评估螺钉在骶1椎体前后位的位置。真正入口位的图像需要将骶1椎体的前上缘与骶2椎体重叠（图13.11b）。俯卧位，即可通过闭合复位，也可通过切开复位达到解剖复位，螺钉的进钉点为坐骨切迹的

切线与髂骨后上线的相交处。侧位像确定进钉点位于髂骨后方骨皮质上，并避免由于前方螺钉过长对骶骨前方的腰5神经根造成潜在的损伤（图13.11c）。对涉及骶骨翼的单侧骨折，Ⅰ区骨折固定的全螺纹松质骨螺钉应延伸至中线，Ⅱ区骨折的固定应越过中线，Ⅲ区骨折的固定应达到对侧翼部。Ⅰ区固定的螺钉可为部分螺纹以对骨折断端加压，但是全螺纹螺钉应用于Ⅱ区、Ⅲ区的损伤，以避免加压时神经根卡压在潜在的骨折区。使用垫圈以防钉头陷入髂骨皮质内。平行手术床倾斜照X线有助于确保垫圈靠在髂骨的皮质上，而不会陷入髂骨皮

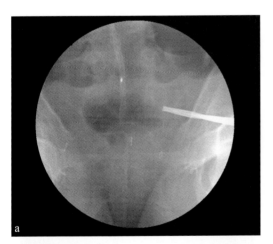
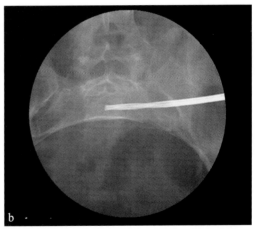
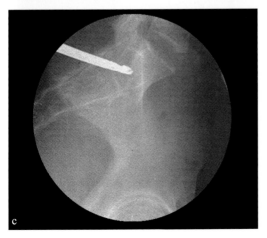

图13.11 安全植入经皮骶髂或经髂—经骶螺钉必须要进行3个方位X线透视。a.出口位图像能够看到1、2骶孔。b.入口位图像可看到骶1和骶2椎体前缘皮质重叠像，确保螺钉位于骶骨前缘而不穿破前方皮质，避免潜在损伤腰5神经根、臀上血管、骶1关节的前缘。钻头、导向针或螺钉在穿过骶骨翼时会有损伤上述3种结构的风险。c.侧位像是必需的，能辨别进钉点位于后下方的骶骨翼斜坡和前上方的骶1骶孔通道，避免损伤腰5神经根和骶1神经根

质内。

经髂—经骶螺钉固定技术由于术中使用长螺钉可以固定更多的骨皮质，包括双侧髂骨的双侧皮质，可以提升固定的强度[41]。因为经髂—经骶螺钉的进钉点和轨道要比标准的骶髂螺钉受到更大的限制，仔细地评估 CT 图像和术前计划可以将置钉位置不正的风险降到最低。

单侧脊柱—骨盆固定技术通常用来治疗严重的移位或骶骨粉碎性骨折，特别是涉及腰 5 骶 1 关节突损伤的脊柱骨盆不稳定［Isler 2 型和 3 型（图 13.3），AO 脊柱—骨盆不稳定分型 B4 型（图 13.5）］，这些损伤在积极进行

骶孔减压的同时需要对骨折进行稳定固定，也可以作为短期或长期骨盆后方水平固定失败后的一种挽救术式（图 13.12）。

单侧垂直方向的骶骨骨折伴有骨盆不稳定，包括存在骨密度较差和骶骨先天畸形的情况，脊柱—骨盆固定指南建议使用超过一种类型的骶髂螺钉固定以防固定不牢固，这也是固定旋转移位的次优选择。所谓的单侧三角切开复位固定是由脊柱—骨盆固定在腰 5 椎弓根和髂骨联合同侧的骶髂螺钉组成，可以对骨折进行稳定固定，并且能早期负重[34, 46]。

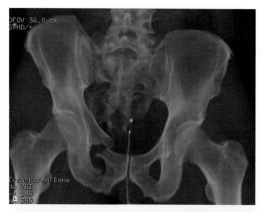
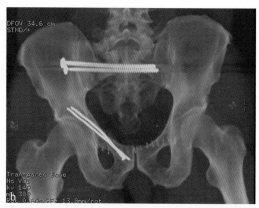
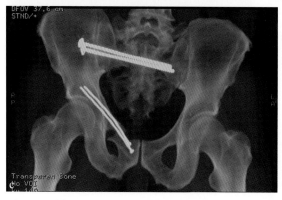
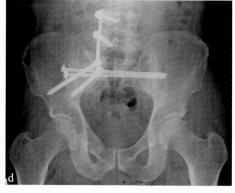

图 13.12 脊柱—骨盆固定手术骶髂螺钉固定失败。骨盆前后位重建显示（a）单侧骶骨和耻骨支骨折伴右半骨盆移位。b.闭合骨折复位和 2 枚经皮骶髂螺钉固定术后图像。c.术后 6 周发生固定失败，右侧半骨盆再次发生移位。d.开放复位和脊柱—骨盆固定后骨盆重新恢复正常排列

AO 脊柱—骨盆损伤分型 C 型：骶骨骨折伴有脊柱—骨盆的不稳定

轻度移位和成角的 U 型变异骨折、无神经损伤的脊柱—骨盆不稳定患者，可采用牵引经骶髂或经髂—经骶螺钉固定，8~12 周后行髋—胸腰骶矫形支具（HTLSO）固定进行治疗[35]。对明显移位和粉碎性骨折不推荐采用此方法，因为它不能对成角骨折进行良好的复位，同时也缺乏经骶髂或经髂—经骶螺钉安全植入的通道[47]。

如前所述，腰椎—骨盆或脊柱—骨盆固定可以为骶骨骨折提供最坚强的固定[46]。骶骨骨折可通过后方的腰椎—骶骨脊柱椎弓根螺钉和髂骨上的长螺钉进行稳定固定[25, 33, 46, 48]。这种固定方式跨越了骶骨并模仿了正常的从腰椎到骶骨的力量传导方式[25, 46]。腰椎—骨盆固定可通过后路入路进行，患者俯卧位于可透视的手术床上。骨膜下剥离至骶骨翼的侧边和腰椎的横突处以便术中器械的插入。牵开椎旁肌肉以暴露髂骨的后方至后下方髂—脊柱（PIIS）处。严重移位的创伤，肌肉通常从一侧或两侧的髂骨上撕脱，可能产生血肿需要进行扩大清创。

如先前描述，下一步则进行骨折复位（图 13.9 和 13.10）。由于术中骨折线易于显露，减少了复位骶骨横断骨折的困难。骨折一旦复位，用经骶髂或经髂—经骶螺钉固定维持复位有助于临时的稳定固定。一旦获得重新排列和临时稳定固定，脊柱—骨盆固定就能抵消导致畸形的力量。术中可以采用标准的固定技术完成腰 5 或者腰 4 椎弓根螺钉的固定。

骶 1 螺钉不进行常规放置，在骶骨粉碎性骨折中需要进行固定。

应用前述的技术对骨折复位后，将连接棒预弯成 S 型以适应腰椎的前凸和骶椎的后凸。将其安放在椎弓根螺钉的头端，向尾端延伸到骶骨背面，一般靠近髂骨的后面。应用侧载的椎弓根螺钉固定系统能在连接棒置入后固定髂骨螺钉。当透视显示两个坐骨切迹完全重叠则表明侧弯达到预期效果。髂骨螺钉常规放置于先前置入的骶髂螺钉或经髂—经骶螺钉的尾端。

进钉点位于髂骨中线的延长线上，靠近连接棒的侧缘。在侧位 X 射线透视引导下（图 13.13a）确认从髂骨后方到前下方髂—脊柱（AIIS）的螺钉安全置入的通道，在坐骨切迹和髋臼之上[33]，髂骨的内外板之间的松质骨区插入椎弓根探针来测量延伸到坐骨切迹前缘的长度以固定至骨盆的轴向矢状旋转中心（图 13.13b）。如果应用上方负载系统，更靠近中线的进钉点位于背侧骶 1 椎间孔的下外侧，这可能是一个更好的选择，因为它与腰椎椎弓根钉的线性排列较好，特别是在多节段的椎弓根螺钉固定方面（图 13.13c）。中央—侧方的成角可在术前 CT 图像上测量。

完全的骨内通道确定之后，植入合适长度的 8~9 mm 直径的螺钉。术中谨慎拧入螺钉以使螺钉头从髂骨最后面的位置穿出，降低螺钉穿孔的发生率。螺钉位置可通过闭孔的出口位（泪滴）（图 13.13d）和入口位（图 13.13e）的图像来确认。髂骨的斜位片（图 13.13f）可以精确显示髂骨外形并确认可接受螺钉的长

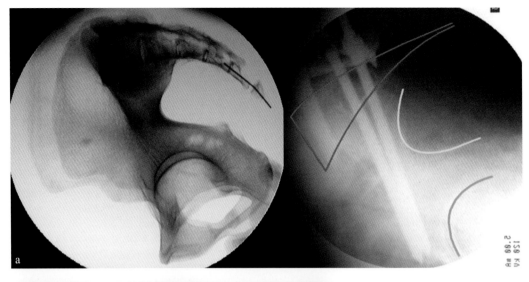

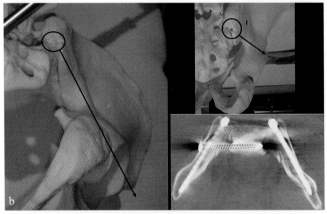

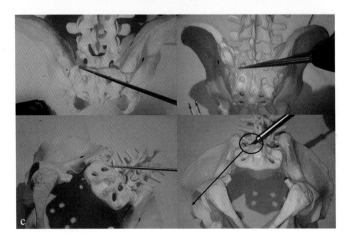

图 13.13 长骶骨螺钉植入技术（a）真正侧位像是双侧坐骨切迹完全重叠，术中指导髂骨螺钉通道位于坐骨切迹和髋臼上方的骨柱内，髂骨螺钉的进钉点既可位于（b）髂骨后方的中间或（c）骶骨内，骶 1 骶孔的下外侧

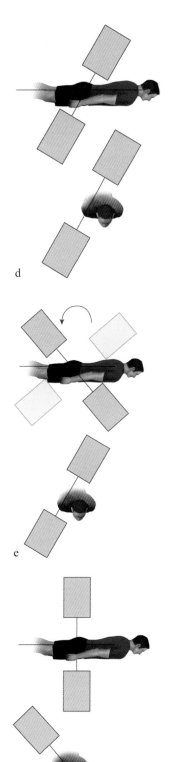

d

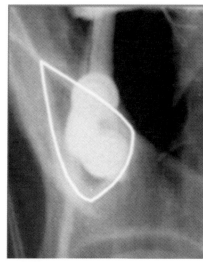

图 13.13（续） 骨内螺钉位置的确认（d）闭孔出口位（泪滴）和（e）闭孔入口斜位图像。（f）髂骨斜位图像可用来确认螺钉的长度和在坐骨切迹及髋臼上方的位置

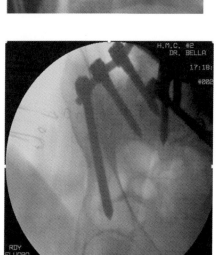

e

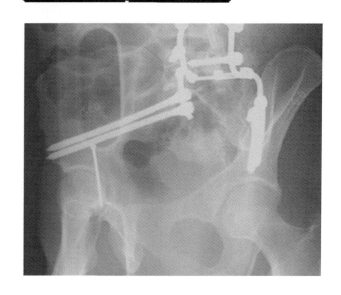

f

度以及坐骨切迹和髋臼上方的位置。通常进行横向固定，可采用经骶髂/经髂－经骶螺钉固定的形式，连接杆与棒横向连接，延长椎弓根钉固定超过一个节段，或者采用联合方式进行固定。放置引流管后逐层闭合伤口，随后放置负压封闭引流（VAC）或 Tegaderm 密封，以防止切口污染，特别适用于有精神障碍的患者。

前方骨盆环损伤

骶骨骨折通常合并不稳定的前方骨盆环损伤。虽然前方骨盆及其稳定方式的选择超出本章的范畴，但是需要认识它的重要性，因为它会减少脊柱—骨盆固定的强度，因此首先稳定骨盆前方，特别是骨盆环前方的损伤涉及的髋臼损伤（图 13.14）。否则，一旦实施了脊柱—骨盆的固定，就很难纠正前方的复位不良。首先进行骨盆环前方的固定也有助于后方骨盆（骶骨）的复位，因为前方的固定可以作为一个支点，防止后方骶骨骨折复位时施加的力量导致前方骨折发生再移位[25]。

■ 术后护理

单独后方骨盆固定的患者（例如骶髂或经骶—经骶螺钉固定、相对水平方向的后方骨盆接骨板固定）不稳定的骨盆侧尽可能在 HTLSO 支具的保护下进行负重活动 6~12 周。双侧损伤在这段时间则需要坐轮椅。相对的，经过脊柱—骨盆固定后负重不需严格限制，但是对于严重的损伤还需限制负重。内固定取出计划和患者的康复需要视骨折的类型和骨折的粉碎程度及患者的精神状况来定。本章节主要讨论的是住院患者在后天获得性腹部和膀胱功能紊乱的康复情况。

■ 并发症

高能量损伤导致的骶骨骨折非常严重，通常合并软组织损伤，包括 Morel-Lavallee 撕裂，大面积瘀血青肿和开放性伤口。对覆盖在骨盆后方的软组织进行广泛切开会增加术后感染的风险并影响伤口愈合。回顾性研究发现，高能量损伤所致的骶骨移位骨折采用脊柱—骨盆固定术治疗的患者，术后 2 级感染的发生率高达 16%[33]。需给予外科清创，抗生素，及营养支持治疗。

褥疮溃疡的形成可能与髂骨螺钉的突出有关。预防措施包括适当的皮肤护理以及将 PSIS 处的螺钉凹进去，有助于预防褥疮溃疡的发生。对于有明显突出和伤口破溃的患者，早期取出髂骨螺钉或换钉可能有一定帮助。

血肿和骶孔的假性硬脊膜膨出是手术治疗复杂的骶骨骨折移位常见的并发症[33]，可能同时伴有脑脊液（CSF）漏。

术后神经功能减退在脊柱损伤中也较为多见，它可能发生于骶骨椎板切除、骶孔减压、间接骨折复位和直接去除碎骨块时。如果术后发生神经功能减退，需行影像学检查以明确潜在的原因，如血肿的压迫。

内固定失败可发生于骨折愈合之前或随访过程中。内固定失败发生率高达 30%，尤其在复杂的骶骨骨折和脊柱—骨盆不稳定的患者中多发。据报道骨折愈合之后的内固定断裂大多与骶髂关节活动有关，因为该部位通常没有进行融合固定。棒的断裂通常不会引起临床并发

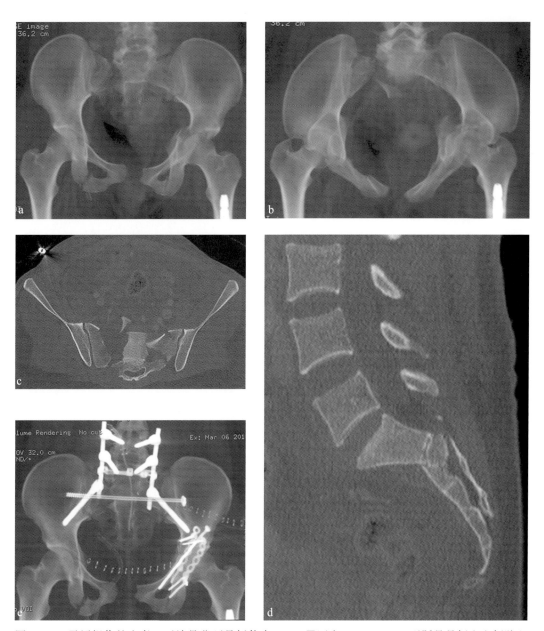

图 13.14　马尾损伤的患者，开放骨盆环骨折伴有 Denis Ⅲ 区和 Roy-Camile2 型骶骨骨折和左侧髋臼移位骨折：a. 前后位，b. 入口位，（c）轴位 CT 和（d）矢状位 CT 图像，开放性骨盆骨折患者，高速摩托车祸伤，左侧 T 型髋臼后壁骨折和右侧前下柱髋臼骨折。骨盆骨折的组成：后方粉碎和移位的 H 型，Roy-Camile 2 型骶骨骨折和前方的耻骨联合完全分离。患者需紧急行剖腹术来控制肝脏和脾脏出血，并对双侧胸部置管治疗双侧气胸。因为开放性骨盆骨折需暂时行结肠造瘘术。当骨盆与髋臼同时发生骨折时准确的关节复位依赖于恰当的旋转髂骨。在脊柱—骨盆固定之前先行髋臼骨折的复位固定，否则髂骨的任何复位不良都会导致髋臼骨折无法达到解剖复位。外科手术治疗包括：左侧的髋臼骨折行切开复位内固定，随后行骨盆后方切开复位，骶骨椎板切除，经髂—经骶螺钉固定和腰 4 到髂骨的脊柱—骨盆固定。术后可见（e）前后位

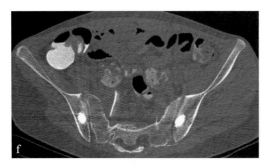

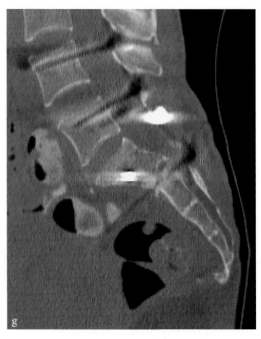

图 13.14（续）　（f）轴位 CT 和（g）矢状位 CT 图像。由于开放性伤口的污染，耻骨联合未行内固定。然而，脊柱—骨盆固定通常有助于对骨盆环前方的不稳定提供充分坚强的支撑。术后 3 年，患者功能恢复良好，而且神经功能得到很好的代偿

症，只是在随访的影像学检查中偶尔发现。因此，术后 6~12 个月骨折愈合后早期取出内固定能预防迟发的内固定失败和防止皮下内固定物突出引起的并发症。

采用经皮骶髂螺钉技术治疗骨盆后方不稳定损伤发生复位丢失的概率较小，采用腰椎—骨盆固定技术固定脊柱—骨盆分离损伤时通常不会发生复位丢失[33]。然而，复位不良多发生于脊柱—骨盆分离损伤中。骨折愈合后的复位不良和后凸角度增加会引起慢性下腰疼，原因是在腰椎—骨盆连接处发生矢状位失衡。

骨折愈合后的顽固性疼痛主要与持久的神经受损有关，应用腰椎—骨盆稳定技术治疗腰骶骨折—脱位的患者，VAS 疼痛评分多与性功能障碍和腰骶丛支配区的感觉障碍有关[33]。

■ 本章小结

骶骨骨折是典型的高能量损伤，可同时伴有威及生命的多脏器损伤。对伴有严重排列紊乱或不稳定的神经受损患者，外科手术神经减压、骨折复位固定可取得良好的效果。在骨折的复位和固定方面这些治疗原则通常是互补的，同时也需要对神经进行减压。

及时的外科干预由以下几个因素决定，包括患者合并的损伤，全身的生理状态，存在的神经损伤，开放性骨折，软组织损伤皮肤坏死的程度。新的固定方式的发展和内植物的发明推动了外科技术的进步。目前，两种主要的方式应用到骶骨骨折的外科治疗中，包括骨盆后方 "水平" 稳定技术，如经骶髂和经髂—经骶螺钉固定，两者通常都可采用经皮入路。这些技术是治疗单侧垂直的骶骨

骨折最有效的术式。

过去 10 年，脊柱—骨盆固定技术取得了很大的进步。虽然有生物力学研究机制的支持，但脊柱—骨盆固定技术出现软组织并发症的概率仍然很高，仍然采用经典的治疗复杂的脊柱—骨盆分离损伤的术式。最新的骶骨骨折分类是按照传统的手术重建类型进行。当出现单侧骨盆后方不稳定损伤时也能起作用，特别在以下状况：（1）广泛的骨折移位；（2）需要对骶孔进行减压；（3）腰 5 骶 1 关节突的损伤；（4）骨密度低；（5）骶骨发育畸形排除使用超过一枚骶髂螺钉固定，也是稳定旋转的次优选择；（6）尝试使用骶髂螺钉固定出现早期固定失败或形成假关节后采取的挽救手术。现在发展的 AO 分型主要基于脊柱—骨盆不稳定模式，脊柱—骨盆固定主要用于治疗 C 型骨折，偶尔应用于 B 型损伤，特别是亚型 B4 型的损伤（图 13.5）。

要点

◆ 按照骶骨骨折对骨盆后方和脊柱—骨盆稳定性的影响来分类是比较合适的，因为这些因素显著地影响了治疗方案和术中外科固定器械的选择。

◆ 理想的分类系统能评估神经状态和软组织损伤的程度，从而决定最合适的治疗方案并判断预后。

◆ 骶骨骨折的稳定虽然还不明确，但应考虑移位的程度和方向或是否存在力线不齐，骨折处可复位骨块的总数，涉及的相关骨质结构，如骨盆环前部，腰 5-骶 1 关节突，腰 5 横突，以及合并的神经损伤。

◆ 低于骶髂关节平面的骶骨骨折对骨盆后方或脊柱—骨盆的稳定性没有影响。虽然此处的骨折通常不推荐手术干预，但有时为了防止由于骨块突出引起的疼痛或不稳定以及所导致的神经损伤仍然需要进行手术干预。

◆ 单侧的垂直骶骨骨折主要影响后方骨盆环的稳定。不稳定损伤通常行水平方向的固定，例如骶髂螺钉，经髂—经骶螺钉，甚至经髂水平接骨板固定。

◆ 双侧完全垂直骶骨骨折、一侧不完全和完全垂直骶骨骨折合并横向骨折（或骶骨上部粉碎性骨折）会导致脊柱—骨盆分离，对轻度移位的骨折可单独使用水平方向的固定，但通常需要对脊柱—骨盆进行固定。

◆ 良好的骨折复位对生物力学和神经功能有重要的影响。恢复骨盆和脊柱矢状位排列，对持久的神经减压和骶骨骨折的治疗会产生重要的影响。

◆ 脊柱—骨盆固定治疗骶骨骨折的指南包括以下因素：

　• 单侧垂直骨折伴有骨盆后方不稳定和广泛移位的粉碎性骨折

　　○ 由于解剖异常（如存在骶骨先天畸形）不能放置两枚经骶髂/经髂—经骶螺钉控制旋转稳定

　　○ 骨的代谢性疾病

　　○ 预期结果较差需要限制负重

　　○ 术中积极的去除后方骨块对神经进行减压

　　○ 骨折涉及或向中线延伸至骶 1 上关节突，引起脊柱—骨盆的

不稳定
○ 水平稳定后的固定失败或骨折不愈合的挽救术式
• 脊柱—骨盆不稳定由双侧完全骶骨垂直骨折或 U 型骶骨骨折所导致的脊柱—骨盆不稳定

难点

◆ 拥有健康骨质的骶骨骨折患者通常均由高能量损伤所致，多合并有器官损伤和血流动力学的不稳定。按照高级生命支持（ATLS）原则对高能量骶骨骨折患者进行全身筛查。

◆ 骨盆前后位 X 线检查中识别骶骨骨折相对较为困难，特别对于有骨盆畸形的患者。对有高能量损伤并怀疑有骶骨骨折的患者常规行 CT 检查有助于提高诊断的准确率。

◆ 骶骨骨折的延误诊断大多发生于多发伤的患者，尤其对于没有明显的下肢神经损伤的患者。可通过常规直肠和骨盆检查来提高诊断的准确性，同时，评估骶神经根的功能，同时注意是否为开放性骨折以及是否合并有消化系统和生殖系统的损伤。

◆ 骶骨骨折不稳定的复杂程度单独依靠移位的程度很难预测，患者如果行保守治疗，需要注意是否出现早期的移位，如果有早期移位，需要尽早进行修复。

◆ 骶骨先天畸形或不适当的骨折复位则患者的经骶髂 / 经髂—经骶螺钉植入的安全区可能较为狭窄。仔细的查看术前 CT 以评估安全区的大小并确定手术复位的方式，从而进行合适的

固定。

◆ 经皮骶髂 / 经髂—经骶螺钉置入位置不良会导致神经的损伤。术中最大的危险是腰 5 神经根走行于骶骨的前方。高质量的手术介入图像是安全的经皮水平置入螺钉所必需的。在介入手术放射线图像上的术中标志可能会被障碍物阻挡，如骨盆内或腹内过多的空气，差的骨密度，甚至经验不足的放射技师都会导致外科医生重新考虑治疗策略或推迟手术直到问题解决。

◆ 经骶髂 / 经髂—经骶方头螺钉对 Ⅱ 区或 Ⅲ 区的骨折加压会导致神经根受压和神经功能受损。可应用全螺纹螺钉对这两区骨折分别进行固定以避免神经受压。

◆ 单根经骶髂 / 经髂—经骶螺钉固定其旋转稳定性会较差，内固定失败的风险较高，如果第二根水平方向的螺钉不能安全置入，可进行脊柱—骨盆固定以增加螺钉的置入，避免固定失败。

◆ 当实施脊柱—骨盆固定时，髂骨螺钉置入最佳的髂骨柱是：（1）位于坐骨切迹的上方，骶骨后方和 AIIS 之间；（2）沿着髂骨体置入。实际上，在髂骨内外板间的中央部分没有空间，在该部位放置髂骨螺钉很可能会导致螺钉位置不良，并不是最佳的固定部位。

◆ 骶骨螺钉置入不良会导致骨盆内神经、血管和内脏的损伤。应用多角度术中透视，特别是闭孔倾斜（泪滴）位相在指导髂骨螺钉置入和确定置

钉准确性方面有一定帮助。

◆ 脊柱—骨盆固定中螺钉突出是一个非常显著的问题,会导致疼痛和褥疮溃疡。通过以下方法可以将该并发症的发生降到最低(1)进钉点在中线的延长线上而不是骶骨后面的位置;(2)应用骶骨而不是髂骨的进钉点,位于临近骶1骶孔的下外侧;(3)在髂骨皮质上钻孔埋头使骨外面的螺钉头最小;(4)在任何情况下,确保螺钉头的进钉方向由髂骨的前缘至后缘。

◆ 骶骨骨折复位不良主要的原因是不能充分的恢复骨折的长度,下列技术有助于恢复骨折的长度,包括单侧或双侧股骨远端牵引,股骨牵引器放置在腰椎椎弓根和髂骨间,直接牵引或使用骨膜剥离子插入骨折断端间进行撬拨,或者使用椎板分离器穿过横断的骶骨骨折。

◆ 开放的骶骨后方入路,伤口的并发症相对多见。可通过手术清创清除损伤严重或坏死的肌肉组织,修复撕裂的硬膜囊,术中进行充分止血,清创和对皮下组织的脱套(Morel-Lavallee)伤进行引流并使用不透水的敷料覆盖伤口,保护伤口避免污染,尤其是对于神志淡漠或伴有精神障碍的患者。

■ 参考文献

5篇"必读"文献

1. Fountain SS, Hamilton RD, Jameson RM. Transverse fractures of the sacrum. A report of six cases. J Bone Joint Surg Am 1977;59:486-489

2. Routt ML Jr, Simonian PT, Agnew SG, Mann FA. Radiographic recognition of the sacral alar slope for optimal placement of iliosacral screws: a cadaveric and clinical study. J Orthop Trauma 1996;10:171-177

3. Miller AN, Routt ML Jr. Variations in sacral morphology and implications for iliosacral screw fixation. J Am Acad Orthop Surg 2012;20:8-16

4. Peretz AM, Hipp JA, Heggeness MH. The internal bony architecture of the sacrum. Spine 1998;23:971-974

5. Pohlemann T, Angst M, Schneider E, Ganz R, Tscherne H. Fixation of transforaminal sacrum fractures: a biomechanical study. J Orthop Trauma 1993;7:107-117

6. Denis F, Davis S, Comfort T. Sacral fractures; an important problem. Retrospective analysis of 236 cases. Clin Orthop Relat Res 1988;227:67-81

7. Gunterberg B. Effects of major resection of the sacrum. Clinical studies on urogenital and anorectal function and a biomechanical study on pelvic strength. Acta Orthop Scand Suppl 1976;162:1-38

8. Stagnara P, De Mauroy JC, Dran G, et al. Reciprocal angulation of vertebral bodies in a sagittal plane: approach to references for the evaluation of kyphosis and lordosis. Spine 1982;7:335-342

9. Bydon M, De la Garza-Ramos R, Macki M, Desai A, Gokaslan AK, Bydon A. Incidence of sacral fractures and in-hospital postoperative complications in the United States: an analysis of 2002-2011 data. Spine 2014;39:E1103-E1109

10. Singh H, Rao VS, Mangla R, Laheri VJ. Traumatic transverse fracture of sacrum with cauda equina injury-a case report and review of literature.J Postgrad Med 1998;44:14-15

11. Saraux A, Valls I, Guedes C, Baron D, Le Goff P, Insufficiency fractures of the sacrum in elderly subjects. Rev Rhum Engl Ed

1995;62:582-586

12. Moreno A, Clemente J, Crespo C, et al. Pelvic insufficiency fractures in patients with pelvic irradiation. Int J Radiat Oncol Biol Phys 1999;44:61-66

13. Jacquot JM, Finiels H, Fardjad S, Belhassen S, Leroux JL, Pelissier J. Neurological complications in insufficiency fractures of the sacrum. Three case-reports. Rev Rhum Engl Ed 1999;66:109-114

14. Crosby LA,Lewallen DO. ATLS manual. Emergency Care and Transportation of the Sick and Injured, 6th ed. Rosemont, IL: American Academy of Orthopaedic Surgeons;1995

15. Ben-Menachem Y, Coldwell DM, Young JW, Burgess AR. Hemorrhage associated with pelvic fractures:causes, diagnosis and emergent management . AJR Am J Roentgenol 1991;157:1005-1014

16. Gibbons KJ, Soloniuk DS, Razack N. Neurological injury and patterns of sacral fractures. J Neurosurg 1990;72:889-893

17. Hilty MP, Behrendt I, Benneker LM, et al. Pelvic radiography in ATLS algorithms: A diminishing role? World J Emerg Surg 2008;3:11

18. Kuklo TR, Potter BK, Ludwig SC, Anderson PA, Lindsey RW, Vaccaro AR; Spine Trauma Study Group. Radiographic measurement techniques for sacral fractures consensus statement of the Spine Trauma Study Group. Spine 2006;31:1047-1055

19. Sasaka KK, Phisitkul P, Boyd JL, Marsh JL, El-Khoury GY. Lumbosacral nerve root avulsions: MR imaging demonstration of acute abnormalities. AJNR Am J Neuroradiol 2006;27:1944-1946

20. Tsiridis E, Upadhyay N, Giannoudis PV. Sacral insufficiency fractures: current concepts of management. Osteoporos Int 2006;17:1716-1725

21. Marsh JL, Slongo TF, Agel J, et al. Fracture and dislocation classification compendium-2007:Orthopaedic Trauma Association classification, database and outcomes committee. J Orthop Trauma 2007;21(10, Suppl):S1-S133

22. Isler B. Lumbosacral lesions associated with pelvic ring injuries. J Orthop Trauma 1990;4:1-6

23. Roy-Camille R, Saillant G, Gagna G, Mazel C. Transverse fracture of the upper sacrum. Suicidal jumper's fracture. Spine 1985;10:838-845

24. Strange-Vognsen HH, Lebech A. An unusual type of fracture in the upper sacrum. J Orthop Trauma 1991;5:200-203

25. Schildhauer TA, Bellabarba C, Nork SE, Barei DP, Routt ML Jr, Chapman JR. Decompression and lumbopelvic fixation for sacral fracture-dislocations with spinopelvic dissociation. J Orthop Trauma 2006;20:447-457

26. Sofia T, Lazennec JY, Saillant G. Transverse fractures of the upper part of the sacrum: analysis of 50 patients. J Bone Joint Surg Br 2005;87-B:104

27. Bellabarba C, Stewart JD, Ricci WM, DiPasquale TG, Bolhofner BR. Midline sagittal sacral fractures in anterior-posterior compression pelvic ring injuries. J Orthop Trauma 2003;17:32-37

28. Phelan ST, Jones DA, Bishay M. Conservative management of transverse fractures of the sacrum with neurological features. A report of four cases. J Bone Joint Surg Br 1991;73:969-971

29. Hart RA, Badra MI, Madala A, Yoo JU. Use of pelvic incidence as a guide to reduction of H-type spinopelvic dissociation injuries. J Orthop Trauma 2007;21:369-374

30. Bonnin JG. Sacral fractures and injuries to the cauda equina. J Bone Joint Surg Am 1945;27:113-127

31. Latenser BA, Gentilello LM, Tarver AA, Thalgott JS, Batdorf JW. Improved outcome with early fixation of skeletally unstable pelvic

fractures. J Trauma 1991;31:28-31

32. Schildhauer TA, McCulloch P, Chapman JR, Mann FA. Anatomic and radiographic considerations for placement of transiliac screws in lumbopelvic fixations. J Spinal Disord Tech 2002;15:199-205, discussion 205

33. Bellabarba C, Schildhauer TA, Vaccaro AR, Chapman JR. Complications associated with surgical stabilization of high-grade sacral fracture dislocations with spino-pelvic instability. Spine 2006;31(11,Suppl):S80-S88, discussion S104

34. Schildhauer TA, Josten C, Muhr G. Triangular osteosynthesis of vertically unstable sacrum fractures: a new concept allowing early weight-bearing. J Orthop Trauma 1998;12:307-314

35. Nork SE, Jones CB, Harding SP, Mirza SK, Routt ML Jr. Percutaneous stabilization of U-shaped sacral fractures using iliosacard screws: technique and early results. J Orthop Trauma 2001;15:238-246

36. Ruatti S, Kerschbaumer G, Gay E, Milaire M, Merloz P, Tonetti J. Technique for reduction and percutaneous fixation of U-and H-shaped sacral fractures. Orthop Traumatol Surg Res 2013;99:625-629

37. Huittinen VM. Lumbosacral nerve injury in fracture of the pelvis. A postmortem radiographic and pathoanatomical study. Acta Chir Scand Suppl 1972;429:3-43

38. Sommer C. Fixation of transverse fractures of the sternum and sacrum with the locking compression plate system: two case reports, J Orthop Trauma 2005;19:487-490

39. Routt ML Jr, Simonian PT. Closed reduction and percutaneous skeletal fixation of sacral fractures. Clin Orthop Relat Res 1996;329:121-128

40. Suzuki T, Hak DJ, Ziran BH, et al. Outcome and complications of posterior transiliac plating for vertically unstable sacral fractures. Injury 2009;40:405-409

41. Gardner MJ, Routt ML Jr. Transiliac-transsacral screws for posterior pelvic stabilization. J Orthop Trauma 2011;25:378-384

42. Simonian PT, Routt ML Jr. Biomechanics of pelvic fixation. Orthop Clin North Am 1997;28:351-367

43. Suzuki K, Mochida J. Operative treatment of a transverse fracture-dislocation at the S1-S2 level. J Orthop Trauma 2001;15:363-367

44. Mendel T, Noser H, Kuervers J, Goehre F, Hofmann GO, Radetzki F. The influence of sacral morphology on the existence of secure S1 and S2 transverse bone corridors for iliosacroiliac screw fixation, Injury 2013;44:1773-1779

45. Routt ML, Meier MC , Kregor PK, Mayo KA. Percutaneous iliosacral screws with the patient supine technique. Oper Tech Orthop 1993;3(1):35-45

46. Schildhauer TA, Ledoux WR, Chapman JR, Henley MB, Tencer AF, Routt ML Jr. Triangular osteosynthesis and iliosacral screw fixation for unstable sacral fractures: a cadaveric and biomechanical evaluation under cyclic loads. J Orthop Trauma 2003;17:22-31

47. Reilly MC, Bono CM, Litkouhi B, Sirkin M, Behrens FF. The effect of sacral fracture malreduction on the safe placement of iliosacral screws. J Orthop Trauma 2003;17:88-94

48. Sagi HC. Technical aspects and recommended treatment algorithms in triangular osteosynthesis and spinopelvic fixation for vertical shear transforaminal sacral fractures. J Orthop Trauma 2009;23:354-360

索 引

页码后面的字母 f 和 t 分别代表该页上的图和表格。　　　　　译者　孙卓然　曾　岩